Horst Przuntek · Thomas Müller (Hrsg.)

Adjuvante nichtmedikamentöse Therapieansätze bei Morbus Parkinson

Horst Przuntek · Thomas Müller (Hrsg.)

Adjuvante nichtmedikamentöse Therapieansätze bei Morbus Parkinson

STEINKOPFF
DARMSTADT

Prof. Dr. Horst Przuntek
Dr. Thomas Müller
Neurologische Klinik
der Ruhr-Universität Bochum
St. Josef-Hospital
Gudrunstraße 56
44791 Bochum

ISBN-13: 978-3-7985-1258-0 e-ISBN-13: 978-3-642-93715-6
DOI: 10.1007/978-3-642-93715-6

Die Deutsche Bibliothek – CIP-Einheitsaufnahme

Ein Titeldatensatz für diese Publikation ist bei
Der Deutschen Bibliothek erhältlich

Steinkopff Verlag Darmstadt
ein Unternehmen der BertelsmannSpringer Science+Business Media GmbH

Verlagsredaktion: Dr. Maria Magdalene Nabbe – Herstellung: Heinz J. Schäfer
Umschlaggestaltung: Erich Kirchner, Heidelberg
Satz: K+V Fotosatz GmbH, Beerfelden

Gedruckt auf säurefreiem Papier

Vorwort

Das zweite gemeinsame Treffen der Deutschen Parkinsonkliniken auf der Insel Capri 1999 bot die einmalige Gelegenheit, das Wissen und die Erfahrung über nichtmedikamentöse, adjuvante Therapiemöglichkeiten und -erfolge in der Behandlung von Parkinsonpatienten auszutauschen, zu erweitern und hinsichtlich therapeutischer Effizienz und allgemeiner Anwendbarkeit zu bewerten.

Die Vielfalt der angewandten Methoden spiegelt das unermüdliche Bestreben in den Parkinsonkliniken mit rehabilitativem Charakter wider, Lebensqualität und Wohlbefinden von chronisch Kranken und deren Angehörigen zu verbessern. Das Symposium zeigte, dass durch die vorgestellten Methoden bei Parkinsonpatienten neue Lebensinhalte gegeben und neue Interessen geweckt werden können. Bei diesem Symposium wurde klar aufgezeigt, welche der Methoden ausgewertet werden können und welche nicht. Bei den sehr effektiv erscheinenden Methoden, die als Thesen generierend angesehen werden können, wurde angeregt, eine wissenschaftliche Evaluierung anzustreben. Insgesamt bot dieses Symposium die einmalige Gelegenheit, sich über diese nichtmedikamentösen Therapieoptionen auszutauschen, deren Angebot durch Initiierung einer Kooperation auch in anderen Kliniken zu etablieren sowie dadurch das Angebot und die Qualität nichtmedikamentöser Therapieansätze bei Parkinsonpatienten insgesamt zu verbessern.

Bei den Referenten möchten wir uns für die interessanten Beiträge bedanken sowie bei Frau Dr. I. Trieloff bei der Unterstützung hinsichtlich der redaktionellen Gestaltung und Ausarbeitung dieses Symposiumsbandes.

Der Dank gilt im besonderen Maße der Firma Lundbeck, deren großzügige finanzielle Unterstützung dieses nicht alltägliche Treffen ermöglichte.

Bochum, im Juni 2000

Professor Dr. Horst Przuntek
Privatdozent Dr. Thomas Müller

Inhaltsverzeichnis

Autorenverzeichnis

Dr. Ilona Csoti
Gertrudis-Klinik Biskirchen
Karl-Ferdinand-Broll-Str. 2–4
35635 Leun-Biskirchen

Dipl.-Psych. Claudia Denke
Charité Campus Virchow-Klinikum
Klink f. Anästhesiologie
u. Intensivmedizin
Schmerzambulanz
Augustenburger Platz 1
13353 Berlin

Dr. Joachim Durner
Fachklinik Ichenhausen
Krumbacher Straße 45
89335 Ichenhausen

Dipl.-Psych. David Emmans
Parkinson-Klinik Wolfach
Kreuzbergstr 12–16
77709 Wolfach

Dr. Irene Gemende
Waldklinik Bernburg
Keßlerstraße 8
06406 Bernburg

Dr. Wolfgang Götz
Deutsche Parkinson-Vereinigung e. V.
Poststraße 7
64354 Reinheim

Dr. Albrecht Hendrich
Fachklinik Bad Rodach
Kurring 16
96476 Bad Rodach

Prof. Dr. Alexandra Henneberg
Parkinson-Fachklinik Bad Nauheim
Franz-Groedel-Straße 6
61231 Bad Nauheim

Dipl.-Spl. Gunter Hölig
Fachklinik Bad Rodach
Kurring 16
96476 Bad Rodach

Dr. Natalie Kühnl
Parkinson-Klinik Wolfach
Kreuzbergstr 12–16
77709 Wolfach

Dr. Christian Oehlwein
Neurologische Praxis
Lasurstr. 27
07551 Gera

Priv.-Doz. Dr. Udo Polzer
Landesfachkrankenhaus Stadtroda
Abt. Neurologie
Bahnhofstraße 1 a
07641 Stadtroda

Lioba Reinnardy
Paracelsus Elena Klinik
Klinikstraße 16
34128 Kassel

Prof. Dr. Olaf Samland
Neurologische Klinik GmbH
von-Guttenberg-Straße 10
97616 Bad Neustadt (Saale)

Prof. Dr. Hayo Ihnken Schipper
Schloßberg-Klinik Wittgenstein
Schloßstraße 40
57334 Bad Laasphe

Dipl.-Psych. Marten van den Berg
Paracelsus Nordseeklinik Helgoland
Invasorenpfad
27498 Helgoland

Dr. Anne-Rose van den Berg-Mantkowski
Paracelsus Nordseeklinik Helgoland
Invasorenpfad
27498 Helgoland

Renate von Bormann
Klinik Ambrock
Ambrocker Weg 60
58091 Hagen

Daniel von der Ahé
Paracelsus Elena Klinik
Klinikstraße 16
34128 Kassel

Therapie autonomer Störungen bei Morbus Parkinson

H. I. Schipper

Die spezifischen degenerativen Veränderungen bei M. Parkinson – kenntlich z. B. am Auftreten von Lewy-Körperchen – sind bekanntlich nicht nur auf das striatonigrale System beschränkt. Sie beziehen insbesondere auch das gesamte vegetative Nervensystem ein, sowohl in seinen zentralen als auch in seinen peripheren Anteilen. Dadurch kommt ein breites Spektrum unterschiedlicher vegetativer Begleitsymptome zustande, teils erst im fortgeschrittenen Stadium, teils aber auch schon zu Beginn der Erkrankung.

Autonome Störungen bei Morbus Parkinson	
■ gastrointestinale Störungen:	Dysphagie/Speichelfluss Magenentleerung Obstipation/Defäkation
■ kardiovaskuläre Störungen:	orthostatische Dysregulation kardiale Reizleitung
■ urogenitale Störungen:	Blasenentleerung Libido/Kohabitation [1]
■ Thermoregulation, Hyperhidrosis	
■ Seborrhoe [2]	
■ Schlafstörungen, Atemstörungen	

Hier können aus diesem Spektrum nur einzelne Teilbereiche im Hinblick auf ihre Behandlungsmöglichkeit dargestellt werden. Dabei ergibt sich naturgemäß ein nahtloser Übergang zwischen nichtmedikamentösen und medikamentösen Behandlungsmaßnahmen [1]. Häufig genügt ja auch schon das Weglassen störender Begleitmedikamente. Besonderes Gewicht soll auf der Therapie solcher autonomer Funktionsstörungen liegen, die

- die Lebensqualität der Betroffenen nachhaltig herabsetzen oder
- die Wirkung der dopaminergen Medikation beeinträchtigen.

[1] s. auch Beitrag van den Berg-Mantkowski
[2] s. Beitrag Gemende

Gastrointestinale Störungen

Der weite Bereich gastrointestinaler Störungen wurde bereits eingehend behandelt [2] und soll deshalb hier nur relativ kurz dargestellt und ergänzt werden. Drei hauptsächlich beeinträchtigte Bereich sind hervorzuheben:

Die **Schluckstörung** wird einerseits durch die Akinese (und/oder Dystonie) der willkürlich innervierten Kau- und Schluckmuskulatur hervorgerufen, andererseits durch die reduzierte Speichelproduktion, wobei der mengenmäßig verminderte Speichel auch noch vermehrt aus dem Munde fließt, ebenfalls als Folge der Abschluckstörung. Schließlich ist die Ösophaguspassage infolge herabgesetzter Peristaltik behindert. Diese Probleme stören nicht nur die Nahrungsaufnahme, sondern auch die zeitgerechte Medikamentenresorption.

Dysphagie, Speichelfluss	
■ Akinese:	Optimierung der dopaminergen Medikation Diätmodifikation, vermehrt Flüssigkeit in Spätfällen PEG-Sonde
■ Speichelfluss:	Anticholinergika, Propanthelin Botulinumtoxin

Die Akinese des willkürlich innervierten Anteils der Kau- und Schluckmuskulatur ist einer Erhöhung der dopaminergen Medikation zugänglich, zusammen mit entsprechender Vorbereitung der Nahrung und vermehrter Flüssigkeitszufuhr. Bei Maßnahmen gegen – auch unter optimierter dopaminerger Medikation immer noch – vermehrten Speichelfluss sollte bedacht werden, dass hierdurch die Produktion noch weiter herabgesetzt wird. Anticholinergika wirken häufig bereits in sehr niedriger Dosis! Die Injektion von Botulinumtoxin in die Parotis [3] sollte die ultima ratio sein.

Die **Magenentleerungsstörung** entsteht auf dem Boden einer direkten Schädigung der autonomen Innervation. Zusätzlich bewirkt die ebenfalls verzögerte Kolonentleerung über den gastrokolischen Reflex eine weitere Herabsetzung der Magenperistaltik. Dies äußert sich subjektiv in Völlegefühl und Übelkeit. Darüber hinaus ist auch die DOPA-Resorption, welche im Dünndarm erfolgt, beeinträchtigt, eine wichtige Ursache für sekundäre Nonresponsiveness. Auch hier ist zunächst einmal reichliche Flüssigkeitszufuhr wichtig, ebenso die Trennung von DOPA-Gabe und Einnahme eiweißreicher Mahlzeiten. Medikamentös hilft gelegentlich das Gastrokinetikum Domperidon (Motilium). In Einzelfällen kann durch Anlage einer PEG-Sonde die zeitgerechte DOPA-Resorption verbessert werden [4].

Die **Obstipation** des Parkinsonkranken ist ein häufiges und frühes Symptom im Krankheitsverlauf. Sie beruht vorwiegend auf Störungen der übergeordneten parasympathischen Darminnervation, aber auch der autonomen Steuerung der intrinsischen Darmmuskulatur. In späteren Stadien treten über Beeinträchtigungen der autonomen und der willkürlich inner-

vierten Analsphinkter-Muskulatur noch zusätzliche Verzögerungen des Defäkationsreflexes mit Analsphinkter-Dyssynergie hinzu. Parkinsonmedikamente können das Problem verstärken (Anticholinergika, Antidepressiva, atypische Neuroleptika) oder vermindern (Entacapon).
Die Behandlung der Obstipation setzt – neben Stuhlfrequenzanalysen – Aufklärung und Compliance des Patienten voraus. Ausreichende Flüssigkeitszufuhr und ballaststoffreiche Ernährung sind Voraussetzung. Probiotische Diätzusätze können gelegentlich unterstützen. Falls Medikamente erforderlich werden, sind Dauertherapien meist nicht zu umgehen. Dabei sollte auf möglichst schonende Präparate Wert gelegt und insbesondere von „pflanzlichen", aber darmwandirritierenden Substanzen Abstand genommen werden. Drei Behandlungsstufen sind zu empfehlen:

- Füll- und Quellstoffe (z.B. Leinsamen, Weizenkleie),
- Lactulosepräparate (z.B. Bifiteral),
- Makrogolpräparate (Movicol).

Störungen des Defäkationsreflexes (Anismus) können in Einzelfällen mit Botulinumtoxin [5, 6] behandelt werden.

Kardiovaskuläre Störungen

Kardiovaskuläre Störungen können grob in sympathische und vagale Dysregulationen unterteilt werden. Unter den sympathischen Fehlfunktionen steht die *orthostatische Dysregulation* im Vordergrund unserer therapeutischen Bemühungen, i.d.R. als typisches Spätsymptom des M. Parkinson. Bei ihrem Auftreten bereits im Beginn der Erkrankung sollte eine Multisystem-Degeneration, z.B. Shy-Drager-Syndrom, differentialdiagnostisch erwogen werden. Verschiedene Testbatterien zur Analyse kardiovaskulärer Fehlfunktionen wurden vorgestellt [7].

Orthostatische Hypotonie

- Antihypertensive Medikation? Agonistentherapie?
- Salz- und Flüssigkeitszufuhr
- körperliche Aktivität
- Stützstrümpfe
- Ergotaminpräparate???
- adrenerge Rezeptorstimulation: Etilefrin = Effortil
Norfenefrin = Novadral
Midodrin = Gutron
- Prostaglandinsynthesehemmer (Indometacin)
- Fludrocortison (Astonin H)

Therapeutische Zugänge müssen zunächst einmal eine sorgfältige Durchsicht der laufenden Medikation beinhalten. Viele Patienten mit einem Parkinson-Syndrom waren früher Hypertoniker und haben häufig noch eine antihypertensive Restmedikation, die man schadlos absetzen kann (cave nächtliche hypertone Gegenregulation!). Agonisten, sowohl aus dem Ergot- als auch aus dem Non-Ergot-Bereich können den Blutdruck in unterschiedlicher Intensität senken. Ältere Menschen benötigen in vielen Fällen eine Belehrung darüber, wie wichtig ausreichende Salz- und Flüssigkeitszufuhr sind. Gerade mangelnde Flüssigkeitszufuhr kann, besonders im Sommer, gelegentlich zu ausgeprägten Verschlechterungen der Symptomatik, Psychosen und Kreislaufzusammenbrüchen führen. Während die Anregung zu körperlicher Aktivität von vielen Patienten gerne und erfolgreich umgesetzt wird, werden Stützstrümpfe nur sehr zögernd akzeptiert, besonders wenn sie über das Knie reichen. Wadenstützstrümpfe können ein zwar unbefriedigender, aber für die Patienten erträglicher Kompromiss sein.

Ergotaminpräparate bewirken nur in ganz leichten Fällen eine befriedigende Besserung, Indometacin, das blutdrucksenkende Prostaglandine hemmt, ebenfalls nur in Einzelfällen. Hingegen erzielt man mit Substanzen, die mehr auf den arteriellen Schenkel wirken, i.d.R. eine gute Wirkung. In fortgeschrittenen Fällen ist allerdings die Gabe von Fludrocortison häufig nicht mehr zu vermeiden. Dabei sollte man die minimal wirksame Dosis austitrieren, um die glucokortikoide Wirkung und die Möglichkeit von Blutdruckkrisen so gering wie möglich zu halten. Cave Hypokaliämie!

Im Gegensatz zu den asympathikotonen Störungen sind vagale Fehlfunktionen häufig ein Frühsymptom der Erkrankung. Eines, das subjektiv zunächst meist unbemerkt bleibt und auch weitgehend unabhängig von der Intensität der motorischen Symptome ist, ist der *Verlust der Herzfrequenzvariation*. Diese ist mit der Messung der Intervalle von R-Zacke zu R-Zacke gut zu dokumentieren und kann beim Gesunden mit Atmung, Schreckreaktion und vielen anderen Parametern teilweise sehr stark variieren. Dies geht beim Parkinsonpatienten charakteristischerweise oft bereits im Frühstadium der Erkrankung verloren. Die Herzfrequenzstarre und die erst in letzter Zeit nachgewiesene Beteiligung der autonomen kardialen Innervation [8] sowie Gefäßveränderungen dürften auch Grundlage für die unter Therapie mit Ergot-Agonisten zu beobachtenden *kardialen Reizleitungsstörungen* [9] sein. Diese bleiben ebenfalls klinisch und subjektiv lange unbemerkt und sollten Anlass zu systematischeren EKG-Kontrollen bei Parkinsonpatienten sein.

Urogenitale Störungen

Die Blasenentleerung ist beim Parkinson-Syndrom gewöhnlich durch mehrfache Schädigung betroffen. Sie unterliegt einem sehr komplexen zerebralen, spinalen und peripheren Regelungsmechanismus. Es gibt zwei kortikale Entleerungszentren: ein hochparietales, welches für die Willkürentleerung zuständig ist, und ein frontales mit einem mesenzephalen Regulationsstrang. Dieses regelt vorwiegend die unwillkürliche Entleerung und ist häufig sehr früh im Krankheitsverlauf im Bereich der Basalganglien betroffen. Hierdurch kommt das parkinsontypische Blasenentleerungssymptom zustande, die nächtliche Dysurie: Die Patienten haben tagsüber relativ wenig Beschwerden, aber leiden nachts unter quälendem, teilweise schmerzhaftem Harndrang, ohne dann viel Urin lassen zu können. Dazu kommt in späteren Krankheitsstadien oft noch eine gewisse Inkontinenz, bedingt durch Störungen in den spinalen Entleerungszentren und in der Blasenhalswand. Dieser letztere Anteil entspricht in vielen Fällen einer Sphinkter-Detrusor-Dyssynergie und kann nach urodynamischer Diagnostik durch entsprechende cholinerge oder anticholinerge Medikamente gut angegangen werden [10].

Blasenentleerungsstörungen

- Reduktion abendlicher Flüssigkeitszufuhr
- urodynamische Diagnostik
- Anticholinergika: Oxybutynin (Dridase)
Trospiumchlorid (Spasmolyt, Spasmex)
- Cholinergika: Carbachol (Doryl)
Distigminbromid (Ubretid)
- Desmopressin-Nasenspray zur Nacht (Minirin)

Die zentrale Fehlsteuerung ist jedoch auch durch abendliche Flüssigkeitsreduktion häufig nicht befriedigend zu beheben. Falls eine Erhöhung der dopaminergen Medikation keinen befriedigenden Erfolg bringt, bleibt medikamentös nur der Versuch einer Vasopressingabe.

Sexualfunktionsstörungen

Sexualfunktionsstörungen können auf sehr unterschiedlichen Ausfällen beruhen. Dies gilt sowohl für ihren psychischen als auch für den organischen Anteil, wobei beide häufig intensiv miteinander verknüpft sind. Die getrennte Behandlung der psychischen Aspekte (s. Beitrag van den Berg-Mantkowski) und der organischen in diesem Beitrag ist eigentlich etwas problematisch. Eine ganzheitliche Betrachtungsweise ist gerade im Lichte neuerer Untersuchungen wichtig, die einen erheblich höheren Anteil auch älterer Parkinson-Patienten ergeben haben, welche sich durch Sexualfunktionsstörungen in ihrer Lebensqualität beeinträchtigt fühlen.

Bei den organisch bedingten Ursachen sind über die *erektile Dysfunktion* unmittelbar nur die Männer betroffen [11]. Bei ihrer Behandlung muss zunächst einmal versucht werden, zusätzliche Schädigungsfaktoren einzuschränken, insbesondere Gefäßprozesse zu bessern und erektionshemmende Medikamente zu reduzieren. In der Therapie der erektilen Dysfunktion bei andersartigen Erkrankungen bewährte mechanische Hilfen (z.B. Vakuumpumpe, Implantate) werden nach unserer Erfahrung von Parkinsonpatienten nicht angenommen. Hier kann die Therapie mit Sildenafil (Viagra) eine befriedigende Hilfe bieten. Sie setzt allerdings gerade bei Parkinsonpatienten eine sorgfältige Anamnese und Untersuchung (Angina pectoris, Herzinsuffizienz, Therapie mit Nitraten und NO-Donatoren) voraus.

Sexualfunktionsstörungen

- psychologische Evaluation, Depression?
- somatische Erkrankungen (Gefäßprozess, Diabetes)?
- urologische Störungen?
- Medikamentenanamnese (Antihypertensiva, Sedativa, Alkohol, Hormone)?
  ⇒ Medikamentöse Beeinflussung (Sildenafil)
  ⇒ Mechanische Hilfen

Medikamentös induzierte Libidosteigerungen (Agonisten, Piracetam) sind offenbar nicht selten.

Schlafstörungen

Schlafstörungen wurden bereits von J. Parkinson beschrieben. Sie sind keine autonomen Störungen im engeren Sinne, sondern kommen durch eine Vielzahl unterschiedlicher Probleme zustande, darunter auch vegetative Störungen. Ihre Therapie ergibt sich demzufolge aus der Analyse und Behandlung der Grundproblematik.

Schlafstörungen

■ Nächtliche Akinese:	Umdrehen erschwert Wadenkrämpfe Rückenschmerzen
■ Ventilationsstörungen:	Dysurie/Pollakisurie/Urethrismus
■ Nächtliche Hyperhidrosis:	⇒ Salbeipräparate (Sweatosan) ⇒ β-Rezeptorenblocker ⇒ Anticholinergika
■ (Prä-)Psychotische Phänomene:	lebhafte Träume (REM-Schlaf!) Albträume Halluzinationen
■ Depression:	⇒ Johanniskrautpräparate ⇒ Trizyklika ⇒ selektive Serotonin-Reuptake-Hemmer ⇒ Noradrenalin-Reuptake-Hemmer
■ vermehrte Tagesschläfrigkeit	

Hierbei kommt der motorischen Problematik, also der *nächtlichen Akinese,* besondere Bedeutung zu. Mit ihrem Ausmaß eng korreliert sind verkürzte REM- und Gesamtschlafzeiten [12]. Die Patienten wachen mit einer quälenden Bewegungsstarre auf, können sich nicht umdrehen, haben womöglich Wadenkrämpfe und Rückenschmerzen. Die letzteren sprechen häufig gut auf Magnesium an. Therapie der ersten Wahl ist jedoch die Gabe von retardierten DOPA-Präparaten. Dabei wirken galenische Zubereitungen in Schwimmkapselform nach unserer Erfahrung nicht so zuverlässig wie Standard-Retardzubereitungen, da der Magen in der Nacht ja gewöhnlich leer ist.

Nicht unterschätzt werden dürfen auch nächtliche *Ventilationsstörungen*, die wiederum zu vermehrter Tagesschläfrigkeit beitragen können. Akinesebedingte Atemstörungen sind nicht nur ein nächtliches Problem, aber hier wirken sie sich oft bereits im Frühstadium der Erkrankung aus. Unbedingt müssen sie von einem Schlafapnoe-Syndrom abgegrenzt werden, welches beim Parkinson-Syndrom nicht selten ist und nächtliche CPAP-Beatmung erfordert.

Ein Faktor, der häufig auch den Nachtschlaf des Ehepartners empfindlich stören kann, wurde oben abgehandelt: die *nächtliche Dysurie* und Pollakisurie.

Eine *Hyperhidrosis* tritt naturgemäß nicht nur nachts auf, wird aber gerade dann von vielen Patienten als besonders quälend empfunden. Angesichts des Nebenwirkungsspektrums von Anticholinergika sollten vor deren Gabe Salbeipräparate und (nicht kardioselektive) β-Rezeptorenblocker erwogen werden.

Ein weiteres Problem sind nächtliche *(prä-)psychotische Symptome*. Inwieweit hierunter schon das gestörte Traumverhalten, also der gestörte REM-Schlaf, einzuordnen ist, bleibt umstritten. Die Patienten haben lebhafte Träume, teilweise mit angstbesetzten Inhalten bis hin zu Albträumen, schlagen um sich, sind in Gefahr, aus dem Bett zu stürzen. In ausgeprägteren Fällen werden die Trauminhalte relativ psychosenah geschildert und gehen recht fließend über in optische und auch szenische Halluzinationen. Da nächtliche psychotische Phänomene häufig den Beginn medikamenteninduzierter Psychosen anzeigen, kommt ihrer frühzeitigen Erkennung und Behandlung besondere Bedeutung zu. Bei wenig ausgeprägter Symptomatik haben sich – zusammen mit einer Dosisrücknahme psychoseinduzierender Medikamente – niedrigpotente, mehr sedierende Neuroleptika in niedriger Dosis bewährt, klassischerweise das Melperon. Bei mangelndem Ansprechen kommen atypische Neuroleptika zum Zuge, wobei das Clozapin trotz seines Nebenwirkungsspektrums noch immer einen festen Platz einnimmt.

Die *Depression* gehört zum klassischen Symptomenspektrum des Morbus Parkinson. Dabei ist die typische Durchschlafstörung eine der häufigsten Klagen, welche aber ebenso häufig erst auf gezieltes Befragen berichtet wird. Therapeutisch kommen über die Optimierung der dopaminergen Medikation hinaus klassische Antidepressiva zum Einsatz, in Abhängigkeit von sonstiger Depressionssymptomatik und Nebenwirkungsspektrum.

Durch Beachtung dieser Teilaspekte wird nicht nur ein möglichst optimales Durchschlafen ermöglicht, sondern auch eine bessere Medikamentenwirkung und Beweglichkeit am nächsten Tage. Andererseits tritt in vielen Fällen auch eine vermehrte *Tagesschläfrigkeit* auf, entweder spontan oder medikamentös induziert, z.B. durch Agonisten. Hier helfen ggf. Amantadine oder Noveril retard. Schlafattacken durch Non-Ergot-Agonisten, die ohne vorangehende Müdigkeit auftreten, sind hiervon abzugrenzen.

Literatur

1. Koller WC, Silver DE, Liebermann A (1994) An algorithm for the management of Parkinson's disease. Neurology 19:11–16
2. Schipper HI (1999) Gastrointestinale Störungen bei Morbus Parkinson. In: Przuntek H, Müller T (Hrsg) Nichtmedikamentöse, adjuvante Therapie bei der Behandlung des Morbus Parkinson. Thieme, Stuttgart, New York, S 28–31
3. Bushara KO (1997) Sialorrhea in amyotrophic lateral sclerosis: a hypothesis of a new treatment – botulinum toxin A injections of the parotid glands. Med Hypotheses 48:337–339
4. Bürklin F, Baas H, Esser A, Zöller A, Stecker K, Fischer PA (1994) Magenmotilität und L-Dopa-Resorption bei Parkinson-Patienten mit motorischen Spätkomplikationen. In: Fischer PA (Hrsg) Parkinson-Krankheit: Bedeutung nichtdopaminerger Funktionsstörungen. Editiones Roche, Basel, S 201–220
5. Jost WH (1997) Gastrointestinal motility problems in patients with Parkinson's disease. Drugs and Aging 10:249–258
6. Albanese A, Maria G, Bentivoglio AR, Brisinda G, Cassetta E, Tonali P (1997) Botulinum toxin in the treatment of chronic constipation in Parkinson's disease. Eur J Neurol 4:81–83
7. Jost WH (1995) Autonome Regulationsstörungen beim Parkinson-Syndrom. Fortschr Neurol Psychiat 63:194–205
8. Braune S, Bathmann J, Moser E, Lehmann M, Deuschl G, Lücking CH (1994) Affektion postganglionärer kardialer Efferenzen bei Patienten mit Morbus Parkinson und autonomer Insuffizienz. In: Fischer PA (Hrsg) Parkinson-Krankheit: Bedeutung nichtdopaminerger Funktionsstörungen. Editiones Roche, Basel, S 189–199
9. Korchounov AM, Braune H-J, Schipper HI (in preparation) Cardial and vascular side effects of Levodopa and Bromocriptine treatment in Parkinson's disease.
10. Schneider E (1999) Autonome Störungen bei der Parkinson-Krankheit und deren Behandlung. Nervenarzt 70:26–34
11. Jost WH, Derouet H, Schimrigk K (1996) Häufigkeit erektiler Funktionsstörungen beim Parkinson-Syndrom. Akt Urol 27:26–28
12. Schneider E, Ziegler B, Jacobi P (1984) Schlafstörungen beim Parkinson-Syndrom. In: Fischer PA (Hrsg) Vegetativstörungen beim Parkinson-Syndrom. Editiones Roche, Basel, S 163–187

Diagnostik und Therapie neuropsychologischer Störungen bei Morbus Parkinson

O. Samland

Einleitung

Als James Parkinson 1817 die Trias von Rigor, Tremor, Akinese zu der heute nach ihm benannten Krankheitsentität zusammenfasste, waren ihm bei seinen Patienten Störungen des Denkens und des affektiven Erlebens zunächst nicht aufgefallen. Heute wissen wir, dass gestörte Basalganglienfunktionen von neuropsychologischen Funktionseinbußen begleitet werden können, die der Diagnose des Morbus Parkinson nicht selten um Jahre vorausgehen.

Die Basalganglien bestehen aus 5 untereinander verbundenen subkortikalen Kernen: der Nucleus caudatus, das Putamen, der Globus pallidus, der Nucleus subthalamicus und die Substantia nigra. Hinsichtlich neuropsychologischer Störungen bei Parkinsonpatienten sind von besonderer Bedeutung der mesokortikale und der mesolimbische Trakt. Ersterer wird mit kognitiven frontalen Störungen in Verbindung gebracht, letzterer mit der Regulation von Stimmung, Affekt und Antrieb.

Der Zelluntergang in der Substantia nigra führt über die Degeneration der nigrostriatalen Bahnen zum Dopaminmangel in Striatum und insbesondere Putamen. Ab einer um 80% erniedrigten Dopaminkonzentration kommt es zu den bekannten motorischen Parkinsonsymptomen. Aber auch andere Neurotransmittersysteme sind betroffen. So werden z. B. erniedrigte Noradrenalin- und Serotoninkonzentrationen mit der Depression von Parkinsonpatienten, eine Erniedrigung der Acetylcholinkonzentration mit kognitiven Störungen in Zusammenhang gebracht.

Zu den neuropsychologischen Störungen bei Morbus Parkinson zählen neben Auffälligkeiten im Persönlichkeitsbild affektive Störungen wie Angst und Depression, Wahrnehmungsstörungen mit psychotischen Inhalten sowie kognitive Dysfunktionen bis hin zur Demenz. Da kognitive Entscheidungsprozesse über motorische Vorgänge verbal oder nonverbal der Umwelt vermittelt werden, beeinträchtigen Akinese und Rigor über die motorische Verlangsamung letztlich auch die Vermittlung psychischer Prozesse nach außen. So kann sich bei schwerer Parkinsonsymptomatik das Bild einer Pseudodemenz ergeben.

Persönlichkeit

Es gibt keine bestimmte Parkinsonpersönlichkeit, es gibt aber Wesenszüge, die bei den Betroffenen auffallend häufig zu beobachten sind. Parkinsonpatienten gelten als introvertiert, schüchtern, zurückhaltend und wenig aktiv, entsprechend neigen sie zum sozialen Rückzug. Ihr Denken ist eher umständlich, ihr Verhalten rigide bis zwanghaft. Weiterhin zählen zu ihren wesentlichen Persönlichkeitsmerkmalen: Ordnungssinn, Pünktlichkeit, Kontrollbedürfnis, Leistungs- und Normenorientierung, strenge Religiosität, die zu Selbstbeschuldigungen und -bestrafungen führen kann. Sämtliche Merkmale können ein so extremes Maß annehmen, dass das soziale Umfeld mehr darunter zu leiden scheint als der Patient selbst und dieser latent aggressiv erlebt wird. Kontrovers diskutiert wird die Frage, ob diese Persönlichkeitseigenschaften einer prämorbiden Persönlichkeitsstruktur zuzurechnen oder als Veränderungen im Verlauf der Parkinsonerkrankung zu sehen sind.

Wenn sich hieraus eine Behandlungsnotwendigkeit ergibt, so weniger aus den Persönlichkeitsauffälligkeiten selbst als eher aus den darauf begründeten, nicht seltenen Angst- und Insuffizienzgefühlen des Parkinsonkranken oder aus den Konflikten mit dem sozialen Umfeld, zumal diese wiederum häufig eine Verstärkung der motorischen Parkinsonsymptomatik bedingen. Ein besonderes Problem für den Parkinsonpatienten kann sich daraus ergeben, dass er infolge seiner motorischen Beeinträchtigung seinen eigenen Ansprüchen nicht mehr genügt, sie auch nicht mehr hinreichend gegenüber Anderen durchsetzen kann und er von seinem Umfeld weniger leistungsfähig eingeschätzt wird, als er sich selber wahrnimmt oder er tatsächlich ist. Bei dieser Problemstellung sollte das Therapiekonzept neben Entspannungstechniken gesprächstherapeutische und verhaltenstherapeutische Elemente enthalten, wobei sich ein strukturiertes, situationsspezifisches Gruppentraining bewährt hat. Die Einbeziehung des Partners ist oft hilfreich; wenn die Partnerschaft Teil des Konfliktfeldes ist, muss der Partner einbezogen werden.

Affektive Störungen

Depression

Depressive Verstimmungen und manifeste Depression sind die häufigsten affektiven Störungen bei Parkinsonpatienten [8]. Sie sollen vor allem bei dem Rigor-Akinese-Typ zu beobachten sein und können ein für die spätere Entwicklung einer Demenz ungünstiges Zeichen sein. Bei etwa 30% der Patienten, und zwar eher jüngeren mit geringen motorischen Erstsymptomen und familiärer Belastung, lassen sich bereits Jahre vor der Manifestation motorischer Parkinsonsymptome depressive Symptome nachweisen, wobei vor allem vermehrte Unzufriedenheit, Reizbarkeit, Traurigkeit, Suizidimpulse sowie eine pessimistische Zukunftssicht beklagt werden. Letztlich können depressive Verstimmungen aber in jedem Stadium der Parkinsonerkrankung auftreten. In den Spätstadien bestehen regelhaft depressive Phänomene, häufig in Verbindung mit kognitiven Defiziten. Oft berichten depressive Patienten von Schwierigkeiten, den Verlust motorischer Kompetenz oder die chronisch progrediente Erkrankung zu akzeptieren. Die Depression deswegen aber ausschließlich als reaktiv einzuordnen, entspricht bei vielen Patienten nicht der klinischen Symptomatik.

Das depressive Erleben von Parkinsonpatienten wird zunächst häufig hypochondrisch und körperbezogen ausgestaltet. Das Bild ist im weiteren oft gekennzeichnet durch Antriebsmangel, Angst und motivationale Defizite, in vielen Fällen begleitet von Affektlabilität und Affektinkontinenz. Im Gegensatz zur endogenen Depression oder den Altersdepressionen finden sich in der Psychopathologie der Parkinsonerkrankung selten eine vitale Traurigkeit oder das Gefühl der Gefühllosigkeit. Häufig, nämlich von etwa 20% der Parkinsonpatienten, werden Suizidideen angegeben, Suizidhandlungen sind jedoch mit 5% eher selten und erfolgen meist während pharmakotoxischer Krisen.

Die Angaben zur Prävalenz schwanken in der Literatur zwischen 4 und 70%. Diese erhebliche Diskrepanz resultiert häufig aus einer Fehlinterpretation der durch die motorische Störung veränderten Mimik und Körpersprache, dem Kommunikationsverhalten und sozialen Rückzug, die den Eindruck einer Depression erwecken, sowie aus methodischen Unterschieden der Erhebungen. Legt man der Diagnose die DSM-III-Kriterien zugrunde, so sind wahrscheinlich 30–40% aller Patienten mit einem idiopathischen Morbus Parkinson von depressiven Symptomen betroffen, wobei etwa 10% unter einer schweren Störung im Sinne einer Major Depression mit häufig auch kognitiven Defiziten leiden, die den weiteren Krankheitsverlauf bestimmen kann.

Die Diagnose einer Depression ergibt sich aus Phänomenologie, Anamnese und Beschwerdeschilderung. Depressions-Rating-Skalen wie das Beck-Depressionsinventar [12], die Zung-Depressionsskala oder die Hamilton-Rating-Skala für Depression sind in der Regel als Screening-Instrumente oder zur Quantifizierung der aktuellen Symptomatologie und nicht als diagnostische Instrumente konstruiert. Unter den zeitlich begrenzten Bedingungen des ärztlichen Alltags kann die *Geriatrische Depressions Skala* ohne großen Zeitaufwand Entscheidungshilfe geben.

Die Behandlung depressiver Syndrome ist nicht zuletzt deswegen bedeutsam, weil sie zu mehr Abhängigkeit in den Aktivitäten des täglichen Lebens (ADL) und zu einer Verstärkung der motorischen Symptome wie eventueller kognitiver Störungen führen können. Sie richtet sich nach den Ursachen: Stehen eher reaktive Momente im Vordergrund, so ist eine integrierte Therapie – psychotherapeutisch, verhaltenstherapeutisch, soziotherapeutisch – zu empfehlen. Hier gilt es, durch psychotherapeutische Gespräche und verhaltenstherapeutische Strukturierungen den Patienten auf Restkompetenzen hinzuweisen, auf die Möglichkeiten, die er trotz motorischer Behinderung hat und ihm seine weiterhin gegebene individuelle Lebensqualität zu vermitteln. Eine Anpassung der Parkinsonmedikation ist vor allem dann erforderlich, wenn Wirkungsfluktuationen berichtet werden, da die Stimmung zumeist parallel zu den On-Off-Phasen schwankt. Ist hierdurch keine Besserung der depressiven Symptomatik zu erzielen, ist das Mittel der Wahl Amitriptylin (Saroten 25–75 mg zur Nacht). Auch Nortriptylin (Nortrilen 30–75 mg/Tag), Imipramin (Tofranil 25–75 mg/Tag) und Clomipramin (Anafranil 25–75 mg/Tag) haben sich bewährt. Die anticholinerge Wirkung der trizyklischen Antidepressiva ist bei vorbestehenden kognitiven Störungen zu beachten, andererseits kann der günstige Einfluss auf Tremor und Rigor erwünscht sein. Alternativ können Serotonin-Wiederaufnahmehemmer, z.B. Fluoxetin (Fluctin 20 mg/Tag), Fluvoxamin (Fevarin 100–200 mg/Tag), Paroxetin (Tagonis 20–40 mg/Tag), eingesetzt werden. Sie können allerdings, wenn auch selten, zu einer Verschlechterung der Parkinsonsymptomatik führen und dürfen nicht mit MAO-Hemmern kombiniert werden. Vereinzelt wird auf gute Behandlungserfolge mit MAO-Hemmern, unspezifischen wie selektiven vom Typ B und v.a. vom Typ A, hingewiesen. Wenn die Indikation differenziert gestellt wird, soll durch Elektrokrampftherapie nicht nur die Depression, sondern auch die extrapyramidalmotorische Symptomatik positiv beeeinflusst werden können. Auch erste Berichte über eine antidepressive Wirkung der repetitiven transkraniellen Magnetstimulation bei Parkinsonpatienten sind an dieser Stelle zu erwähnen.

Angst, Panikattacken

Angst und Panikattacken werden vor allem von depressiven Parkinsonpatienten berichtet. Ihre Prävalenz wird mit etwa 40% angegeben.

Therapeutisch kann die Erhöhung der dopaminergen Medikation hilfreich sein. Wegen des affektiven Hintergrundes muss jedoch daran gedacht werden, dass diese Patienten zu Überdosierungen neigen und ein Abhängigkeitsverhalten gegenüber Levodopa entwickeln können. Benzodiazepine haben zwar neben ihrer anxiolytischen Komponente eine muskelrelaxierende Wirkung, die z.B. Schmerzen im Zusammenhang mit Rigor und Dystonien lindern kann, sollten aber wegen ihres Abhängigkeitspotenzials nicht zur Langzeitanwendung verordnet werden.

■ Wahrnehmungsstörungen, Psychose

Mit der Depression haben paranoid-halluzinatorische Syndrome gemein, dass sie häufiger beim Akinese-Rigor-Typ beobachtet werden, auf eine dementielle Entwicklung hinweisen und sowohl vor den motorischen Phänomenen wie zu jedem Zeitpunkt der Parkinsonerkrankung auftreten können. Die meist angeschuldigte Dopa-Therapie kann also nicht allein deren Ursache sein, wenn auch alle Parkinsonmedikamente das Auftreten von Halluzinationen und paranoiden Vorstellungen fördern.

Da eine Psychose prozesshaft entsteht, ist es wichtig, dass Arzt, Patient und Angehörige die Vorläuferzeichen kennen. Ein sehr frühes Symptom ist ein unruhiger Schlaf mit lebhaften Träumen, vor allem Alpträumen. Tagsüber kann es zu illusionären Verkennungen von vor allem optischen, seltener auch akustischen Eindrücken kommen. Gelegentlich können diese Pseudohalluzinationen und Träume so ineinander übergehen, dass sie von dem Patienten nicht auseinandergehalten werden können.

Viele Parkinsonpatienten gewöhnen sich an diese Pseudohalluzinationen, bleiben ihnen gegenüber kritisch distanziert und sind so wenig dadurch beeinträchtigt, dass sie sogar ohne spezifische Medikation unauffällig ins Berufsleben integriert bleiben können. Da die Patienten eine psychiatrische Stigmatisierung befürchten, neigen sie dazu, diese Phänomene zu verheimlichen. Für die Behandlung ist es aber wichtig, sie zu erkennen und anzusprechen, da sie als Alarmsymptom ernst genommen werden müssen.

Im weiteren Verlauf können die paranoid-halluzinatorischen Symptome zunehmen. Optische, seltener akustische und noch seltener taktile Halluzinationen sowie paranoide Ideen und paranoides Misstrauen bestimmen die Symptomatik, zu der der Patient die kritische Distanz verliert. Die daraus resultierenden Verdächtigungen gegenüber Anderen, auch Angehörigen, belasten Patient und Umfeld gleichermaßen.

Vor allem bei älteren Patienten und solchen mit dementiellem Syndrom kann das Umsetzen oder schnelle Aufdosieren der Parkinsonmedikamente eine pharmakotoxische, exogen paranoid-halluzinatorische Psychose auslösen.

Leichtere affektive und neuropsychologische Störungen können sich bereits durch eine ausreichende Flüssigkeitszufuhr bessern. Ausgeprägte paranoid-halluzinatorische Syndrome machen gelegentlich das Absetzen der meisten Parkinsonmedikamente erforderlich. Nur L-Dopa, das das günstigste Verhältnis Antiparkinsonwirkung/Psychoseinduktion besitzt, sollte beibehalten werden. Die sich dadurch verstärkenden motorischen Phänomene der Parkinsonsymptomatik müssen in diesem Fall in Kauf genommen werden. Ein Absetzen auch von L-Dopa verbietet sich, da es zu einem dem malignen Neuroleptikasyndrom ähnlichen Bild kommen kann. Dieses Levodopaentzugssyndrom ist gekennzeichnet durch Fieber, Rigor und schwere Akinese; Verwirrtheitszustände und psychotische Dekompensation sind dabei nicht selten.

Für eine kurzfristige Intervention kann auch, zumal wenn zugleich ein dementieller Abbau vorliegt, ein niedrig dosiertes hochpotentes Neuroleptikum, z.B. Glianimon 0,2–0,5 mg/Tag oder Haldol 0,2–1 mg/Tag, einen günstigen Effekt haben. Falls eine längere Behandlung erforderlich ist, sollte ein niedrig dosiertes atypisches Neuroleptikum als Mittel erster Wahl eingesetzt werden. Das zur Zeit einzige atypische Neuroleptikum, das in einer Dosierung, die nicht zu einer Verschlechterung des Parkinson-Syndroms führt, eine sehr gute antipsychotische Wirkung besitzt, ist Clozapin (Leponex). Die Anfangsdosis von 12,5 mg zur Nacht kann auf 75 mg/Tag gesteigert werden. Wegen der Gefahr einer Agranulozytose sind strenge, initial wöchentliche, nach 18 Wochen monatliche Kontrollen des Blutbildes erforderlich.

Beim Altersdelir, das auch von anderen Medikamenten, von Störungen des Elektrolythaushaltes und Stoffwechselentgleisungen ausgelöst werden kann, treten zu der paranoiden Symptomatik zeitliche, örtliche und situative Orientierungsstörungen hinzu. Häufig sind vegetative Symptome und motorische Unruhe. Hier steht die internistische Basisbehandlung bzw. die Überprüfung der Medikation im Vordergrund. Als symptomatische Therapie haben sich Melperon (Eunerpan 25–200 mg/Tag), Pipamperon (Dipiperon 20–160 mg/Tag) und Clomethiazol (Distraneurin 5–20 ml Mixtur) bewährt.

Kognitive Dysfunktionen

Die Abnahme der kognitiven Leistungsfähigkeit ist Teil des menschlichen Alterungsprozesses. Für einen Parkinsonpatienten, zumal mit spätem Krankheitsbeginn, ist die Wahrscheinlichkeit einer solchen zusätzlichen Störung jedoch weitaus größer: Während in der Normalbevölkerung etwa 5% der über 65-Jährigen an Hirnleistungsstörungen leiden sollen, sind hiervon etwa 20% der gleichaltrigen Parkinsonpatienten betroffen; eine Demenz ist bei Parkinsonkranken etwa 2–3 mal häufiger als in der Normalbevölkerung und wird bei Parkinsonpatienten im Alter von 85 Jahren mit 65% angegeben. Diese Zahlen sprechen eher dafür, dass zwischen Parkinsonerkrankung und kognitiven Defiziten meist ein kausaler Zusammenhang besteht und es sich seltener um ein zufälliges Aufeinandertreffen zweier Störungsbilder handelt.

Bereits zu Beginn der Parkinsonerkrankung kann der psychopathologische Befund durch die Bradyphrenie, dem psychischen Korrelat der motorischen Verlangsamung, gekennzeichnet sein. Dieses Syndrom umfasst eine Verlangsamung im Denken, des Auffassungsvermögens und der Informationsverarbeitung, wobei Urteilsvermögen und Gedächtnisfunktionen kaum bis gar nicht beeinträchtigt sind. Die Mehrzahl der Patienten ist durch die selektiven Defizite beruflich und privat nicht entscheidend in ihrer Leistungsfähigkeit eingeschränkt, zumal eine L-Dopa-Therapie diese kognitive Beeinträchtigung beheben kann. Im weiteren Krankheitsverlauf lassen sich dann oft kognitive Dysfunktionen nachweisen, die im wesentlichen als Defizite frontaler Exekutivfunktionen zu beschreiben sind. Klinisch fallen die Patienten außer durch eine Verlangsamung des Denkens, der Umstellfähigkeit und der Informationsverarbeitung durch eine Starre des Denkens, verminderte Entschlusskraft sowie das Nachlassen von Aufmerksamkeit und Initiative auf.

Das Vorliegen kognitiver Defizite möglichst frühzeitig zu erkennen, ist nicht nur für die Wahl der Parkinsonmedikation bedeutsam – alle Parkinsonmittel können kognitive Störungen verstärken, unterscheiden sich aber deutlich hinsichtlich dieser Nebenwirkung; eine L-Dopa-Monotherapie ist anzustreben, Anticholinergika, Amantadine und trizyklische Antidepressiva sollten bei diesen Patienten nicht eingesetzt werden – sondern auch, um die kognitive Leistungsminderung verbessern oder zumindest deren Progredienz zu verlangsamen, eine Unter- oder Überforderung durch das Umfeld zu vermeiden und eine selbstständige Lebensführung so lange wie möglich zu erhalten.

Hinweise auf das Vorliegen von Hirnleistungsstörungen ergeben sich bereits aus der Beobachtung des Patienten oder im Gespräch über dessen Erfahrungen im Alltag. Der schnell und einfach durchzuführende *Uhrentest* kann hilfreiche Ergänzung sein. Sensitiver sind psychometrische Testverfahren, mit denen schon diskrete Störungen der unspezifischen geistigen Leistungsfähigkeit, z. B. eine Verlangsamung der Informationsverarbeitung, nachgewiesen werden können. Sie erfassen die Informationsverarbeitung mit ihren wesentlichen Grundgrößen: der maximalen Geschwindigkeit bewusster zentralnervöser Informationsverarbeitung sowie der Fähigkeit, Informationen unmittelbar zu behalten.

Bei der Anwendung kognitiver Leistungstests bei Parkinsonpatienten ergibt sich jedoch das Problem, dass Akinese, Rigor und Tremor die Ergebnisse vieler Tests beeinflussen und überlagern. Deswegen sind für die Parkinsondiagnostik nur solche Verfahren geeignet, bei denen eine motorische Beeinträchtigung das Testergebnis nur unbedeutend beeinflusst.

Aus der Vielzahl geeigneter Kurztests seien im folgenden einige Beispiele genannt:

Der *Kurztest für zerebrale Insuffizienz* (c. I.-Test) eignet sich als „Screening"-Verfahren zur Objektivierung leichter Hirnleistungsstörungen [10]. Er besteht aus einem verbalen (Interferenztest) und einem nonverbalen Subtest (Symbole zählen).

Der *Syndrom-Kurztest* (SKT) kann zur Diagnostik und Verlaufskontrolle leichter bis mittelschwerer Hirnleistungsstörungen eingesetzt werden [5]. Auch er besteht aus verbalen und nonverbalen Anteilen. Nach *Erzigkeit* werden die Merkmale Merkfähigkeit und Aufmerksamkeit als bestimmend für die Geschwindigkeit der Informationsverarbeitung durch Aufgaben erfasst, die bildliches, numerisches und Buchstabenmaterial benutzen. Entsprechend besteht der SKT aus neun Subtests: Gegenstände benennen, Gegenstände unmittelbar reproduzieren, Zahlen lesen, ordnen, zurücklegen, Symbole zählen, Interferenz, Gegenstände mittelbar reproduzieren, Gegenstände wiedererkennen.

Der *Benton-Test* ist ein nonverbaler Leistungstest und entspricht in der Indikation dem SKT [3]. Erfasst wird das Behalten einfacher geometrischer Figuren.

Die Normwerte von c. I.-Test, SKT und Benton-Test berücksichtigen Alter und prämorbides Intelligenzniveau.

Der *Kurztest für allgemeine Intelligenz* (KAI) ermöglicht die Verlaufskontrolle leichter bis mittelschwerer Hirnleistungsstörungen, indem er die Grundgrößen der Informationsverarbeitung misst [11]. Er besteht aus zwei verbalen Subtests: Buchstaben lesen und Zeichen nachsprechen.

Die verbalen Subtests des c. I.-Test, des SKT und des KAI, in denen die Leistungsfähigkeit zeitabhängig erfasst wird, werden durch eine gegebenenfalls vorliegende Sprechverlangsamung des Parkinsonpatienten in ihrer

Aussagefähigkeit beeinträchtigt. Hier bietet sich der sprachfreie *Benton-Test* an, dessen Ergebnis allerdings, wegen der Erfordernis zu zeichnen, nur dann verlässlich ist, wenn der Patient keinen ausgeprägten Rigor und/oder Tremor aufweist. Eine von extrapyramidalmotorischen Störungen weitestgehend unabhängige Testung der kognitiven Leistungsfähigkeit ermöglicht die computergestützte Version des *Kurztests für allgemeine Intelligenz* (KAI).

Das Ausmaß psychometrisch erfasster Hirnleistungsstörungen ergibt sich als Unterschied zwischen der aktuellen geistigen Leistungsfähigkeit und dem prämorbiden geistigen Leistungsniveau. Deshalb muss bei der Interpretation der Tests das prämorbide Intelligenzniveau berücksichtigt werden. Bei leichter bis mittelschwerer Hirnleistungsstörung lässt sich dieses Niveau ermitteln, indem Bereiche der Intelligenz gemessen werden, die von der Erkrankung (noch) nicht oder nur gering betroffen sind. Dies gilt für die sogenannte „kristallisierte Intelligenz", also für fest verankertes Wissen, wie z. B. den passiven Wortschatz, der mit dem *Mehrfachwahl-Wortschatz-Intelligenztest* (MWT) [9] erfasst werden kann.

Bei Hirnleistungsstörungen, die über mittelschwere Hirnleistungsstörungen hinausgehen, lassen sich diese Tests nicht mehr anwenden. Allerdings ist in diesem Bereich das klinische Erscheinungsbild so deutlich, dass psychopathometrische Aussagen an Bedeutung verlieren. Mittelschwere und schwere kognitive Leistungsstörungen lassen sich z. B. noch mit dem weit verbreiteten *Mini-Mental-Status-Test* [6] erfassen.

Exekutivfunktionen werden in der Neuropsychologie Hirnleistungen genannt, die das Erreichen von Zielen durch Planung und Organisation ermöglichen. Sie werden immer dann aktiviert, wenn eine Person mit neuen, komplexen Situationen und Fragestellungen konfrontiert wird, für die demzufolge ein Lösungsweg noch nicht zur Verfügung steht. Sie sind aber nicht nur Teil dieser Denkvorgänge, sondern beeinflussen auch andere kognitive Bereiche wie z. B. Aufmerksamkeitsleistungen, Gedächtnis oder Sprache.

Bei Parkinsonkranken lassen sich als kognitive Dysfunktionen im Sinne frontaler exekutiver Funktionsstörungen nachweisen: visuospatiales Defizit, Gedächtnisstörungen, Störungen der Verwaltung sogenannter kognitiver Sets und intern generierter Problemlösungsstrategien sowie bei Sequenzierungs- und Zeitgitteraufgaben [20]. Entsprechend haben die betroffenen Patienten Schwierigkeiten bei der Durchführung paralleler Aktivitäten, der optisch-räumlichen Wahrnehmung, dem Wechsel von Verhaltensmustern, bei Planungsaktivitäten und sequentiellen Abläufen.

Zur Diagnostik von Einzelaspekten der Exekutivfunktionen stehen eine Reihe standardisierter Verfahren zur Verfügung [17], die stets durch systematische Verhaltensbeobachtungen während der Aufgabenbearbeitung und in Alltagssituationen sowie durch Informationen über das prämorbide Niveau/Verhalten ergänzt werden müssen.

Visuelle Raumwahrnehmungsleistungen können als elementare perzeptive Leistungen verstanden werden, die für das Verhalten des Individuums im Raum grundlegend sind. Sie ermöglichen die Integration optischer Informationen bei der Planung und Ausführung komplexer und neuer motorischer Handlungen. Visuell-räumliche Störungen des Kurzzeit- und/oder Arbeitsgedächtnisses spielen in der Orientierung und bei automatisierten Alltagsaktivitäten eine wichtige Rolle. Für die Diagnostik bietet sich die Testbatterie VOSP (Visual Object and Space Perception Battery) an [19], auch eine Reihe PC-gestützter Verfahren stehen für Diagnostik und Therapie zur Verfügung.

Eine der Voraussetzungen zum Erfolg einer Handlung ist die bewusste Aufmerksamkeitszuwendung sowie die fortlaufende Speicherung und aktive Nutzung von Informationen. Diese entscheidende Voraussetzung für problemlösendes Denken wird als Arbeitsgedächtnis bezeichnet. Die Kapazität des Kurzzeitgedächtnis, als einer Grundfunktion des Arbeitsgedächtnisses, wird in der Regel durch Tests geprüft, bei denen die sogenannten Spannenmaße (Zahlenspanne, Blockspanne, Wortspanne) oder die serielle Wiedergabe von Zahlenreihen, Wortlisten oder Positionen verlangt werden (*Zahlenordnungstest* [18]).

Die therapeutischen Möglichkeiten zur Verbesserung der Gedächtnisleistung sind gering. Daher kommt der Vermittlung von Kompensationsstrategien und der Minimierung der Folgen von Gedächtnisstörungen im Alltag des Patienten eine wesentliche Bedeutung zu. So können gemeinsam mit dem Patienten und den Angehörigen in der persönlichen Umgebung Möglichkeiten gesucht werden, wie die Anforderung an die Gedächtnisleistung reduziert werden kann. Für den Aufbau alltäglicher Routinen kann der Einsatz von *Chaining-Verfahren* effektiv sein. *Externe Hilfen*, also Hilfsmittel, mit denen Gedächtnisinhalte gespeichert bzw. ihr Abruf ermöglicht wird, können unter anderem Notizbuch, Wecker oder Diktiergerät sein. Allerdings kann deren Anwendung z. B. daran scheitern, dass die Patienten vergessen, das Notizbuch mitzunehmen oder sie den Eintrag nicht mehr verstehen. Weiterhin können traditionelle Gedächtnisstrategien mit Aspekten eines Problemlösetrainings kombiniert werden.

Die *Letter monitoring task* [13] untersucht die Zielvernachlässigung als einen Aspekt gestörter Handlungskontrolle. Zur psychometrischen Erfassung von Störungen des Planens und des problemlösenden Denkens eignen sich vor allem der *Turm von Hanoi* (TVH) [7] - ein entsprechendes computergestütztes Verfahren ist der *Turm von Toronto* (TVT) - oder der *Turm von London* (TVL) [15].

Zur Behandlung von Patienten mit exekutiven Dysfunktionen werden sowohl kognitive Trainingsverfahren als auch verhaltenstherapeutische Techniken eingesetzt. Da diese Patienten jedoch zumeist ihre Leistungsfähigkeit unrealistisch einschätzen und deshalb problematische Situationen nicht antizipieren können, andererseits jedoch störungsbedingt auch durch negative Erfahrungen nicht zu einer Verhaltensänderung in zukünftigen Situationen finden, kann es im Einzelfall erforderlich sein, Angehörige oder andere Bezugspersonen in die Behandlung einzubeziehen. Speziell entwickelte kognitive Trainingsprogramme als Einzel- oder Gruppenbehandlung, die meist alltagsnahe Aufgaben verwenden, dienen der Verbesserung von Aspekten des Planens und Handelns.

Störungen von Aufmerksamkeit und Konzentration können sich nicht nur auf andere kognitive Fähigkeiten ungünstig auswirken sondern auch den Alltag betroffener Parkinsonpatienten erschweren. Aspekte der Aufmerksamkeitsleistungen sind Alertness, selektive Aufmerksamkeit, Anstrengung und Ressourcenlokalisation.

Von den Patienten selbst erlebte Aufmerksamkeitsdefizite können als Ratingskala mit dem *Fragebogen Erlebte Defizite der Aufmerksamkeit* (FEDA) von Zimmermann und Fimm [21] erhoben werden. Der *Aufmerksamkeitsbelastungstest d2* [4] ist ein Paper-Pencil-Test, der die selektive Daueraufmerksamkeit erfasst. Gleichfalls sind als Paper-Pencil-Verfahren der *Zahlen-Symbol-Test* aus dem *Hamburg-Wechsler-Intelligenztest für Erwachsene* in der revidierten Fassung (HAWIE-R) [16], der *Trail making Test* [1], der *Zahlen-Verbindungs-Test* [14] und der *Farb-Wort-Interferenztest* nach Stroop [2] in Deutschland weit verbreitet. Mit der *Testbatterie zur Aufmerksamkeitsprüfung* (TAP) von Zimmermann und Fimm [22, 23] steht eine Sammlung standardisierter computergestützter Aufgaben zur Verfügung, mit denen die verschiedenen Komponenten der Aufmerksamkeit differenziert untersucht werden können. Ebenfalls computergestützt sind eine Reihe von Aufgaben aus dem *Wiener Testsystem*. Zur Untersuchung der einfachen visuellen und auditiven Reaktionszeiten sowie der Wahlreaktionen bietet sich das *Wiener Reaktionsgerät* (WRT) an. Bei dem Gerät können die motorischen und kognitiven Komponenten der Reaktionszeiten getrennt registriert werden. Mit dem *Wiener Determinationsgerät* (WDG) steht eine komplexe Mehrfachwahl-/Mehrfachreaktionsaufgabe mit auditiver und visueller Komponente zur Verfügung, mit der Kapazitätsaspekte kontrollierter Aufmerksamkeitsanforderungen erfasst werden können.

Für die neuropsychologische Therapie von Aufmerksamkeitsstörungen wurden eine Reihe unterschiedlicher Konzepte entwickelt, die von der Lernpsychologie ausgehen. Bei schweren Störungen wird in der Regel die Umwelt verändert werden müssen, da diese leichter zu ändern ist als das Verhalten der Patienten. Das Training kompensatorischer Strategien und alltagspraktische Übungen auf der Grundlage eines mit dem Patienten erarbeiteten Übungsplanes stellen weitere Interventionsansätze dar.

Ein Behandlungsversuch mit Nootropika kann bei allen kognitiven Störungen in Erwägung gezogen werden, der Nachweis der therapeutischen Wirkung ist aber nicht überzeugend erbracht.

Fazit

Auf das Vorliegen neuropsychologischer Störungen sollte bei Diagnosestellung Morbus Parkinson und der Verlaufsbeobachtung der Patienten gezielt geachtet werden, da sie die Lebensqualität der Patienten erheblich beeinträchtigen und die Wahl der Parkinsonmedikation beeinflussen können.

Sie bereits frühzeitig zu erfassen, bedarf es nicht notwendigerweise eines großen zeitlichen Aufwandes oder spezieller neuropsychologischer Berufserfahrung, die jedoch für die differenzierte Erfassung und neuropsychologische Behandlung gestörter Exekutivfunktionen unerlässlich sind.

Grundlage ihrer Behandlung sind neben einer differenzierten Medikation – vor allem bei Wahl und Dosierung der Parkinsonmedikation müssen die neuropsychologischen Störungen berücksichtigt werden – eine vertrauensvolle Beziehung zum Patienten, die Einbeziehung nächster Angehöriger, psychotherapeutische Unterstützung sowie übende Verfahren.

Literatur

1. Army Individual Test Battery (1944) Manual of directions and scoring. War Department, Adjudant General's Office, Washington, DC
2. Bäumler G (1985) Farbe-Wort-Interferenztest nach Stroop (FWIT). Hogrefe, Göttingen, Toronto, Zürich
3. Benton AL (1986) Der Benton-Test. Deutsche Bearbeitung: Spreen O. Huber, Bern
4. Brickenkamp R (1975) Test d2: Aufmerksamkeits-Belastungs-Test: Handanweisung, 5. Aufl. Hogrefe, Göttingen, Toronto, Zürich
5. Erzigkeit H (1992) Manual zum Syndrom-Kurztest (SKT): Ein Kurztest zur Erfassung von Gedächtnis und Aufmerksamkeitsstörungen. Beltz, Weinheim, Basel
6. Folstein MF, Folstein SE, McHugh PR (1990) Mini-Mental-Status-Test (MMST). Deutsche Fassung: Kessler J, Markowitsch HJ, Denzler P. Beltz, Weinheim, Basel
7. Goel V, Grafman J (1995) Are the frontal lobes implicated in „planning" functions? Interpreting data from the Tower of Hanoi. Neuropsychologia 33, 5:623–642
8. Gotham AM, Brown GG, Marsden CD (1986) Depression in Parkinon's disease: a quantitative and qualitative analysis. J Neurol Neurosurg Psychiat 49:381–389
9. Lehrl S (1989) Mehrfachwahl-Wortschatz-Intelligenztest (MWT-B). Perimed, Erlangen
10. Lehrl S, Fischer B (1992) c.I.-Test zur raschen Objektivierung cerebraler Insuffizienzen. Vless, Ebersberg
11. Lehrl S, Gallwitz A, Blaha L et al (1991) Geistige Leistungsfähigkeit. Theorie und Messung der biologischen Intelligenz mit dem Kurztest KAI. Vless, Ebersberg
12. Levin BE,. Llabre MM, Weiner WJ (1988) Parkinson's disease and depression: psychometric properties of the Beck Depression Inventory. J Neurol Neurosurg Psychiat 51:1401–1404
13. Matthes-von Cramon G (1999) Exekutivfunktionen. In: Frommelt P, Grötzbach H (Hrsg) NeuroRehabilitation. Blackwell, Berlin, Wien
14. Oswald WD, Roth E (1987) Der Zahlen-Verbindungs-Test (ZVT), 2. Aufl. Hogrefe, Göttingen, Toronto, Zürich
15. Shallice T, Burgess P (1993) Supervisory control of action and thought selection. In: Baddeley A, Weiskrantz L (eds) Attention selection, awareness, and control. A tribute to Donald Broadbent. Clarendon Press, Oxford, pp 171–187
16. Tewes U (1991) Hamburg-Wechsler Intelligenztest für Erwachsene – Revision 1991. Huber, Bern, Stuttgart, Toronto
17. von Cramon DY, Matthes-von Cramon G (1993) Problemlösendes Denken. In: von Cramon DY, Mai N, Ziegler W (Hrsg.) Neuropsychologische Diagnostik. VCH, Weinheim, S 125–152
18. Wächter T, Müller U, Reuter M, Thöne A, von Cramon DY: Der Zahlenordnungstest: Ein klinischer Test zur Untersuchung von Exekutivfunktionen. Annual Report des Max-Planck-Institutes für neuropsychologische Forschung, Leipzig
19. Warrington EK, James H (1992) Visual Object and Space Perception Battery VOSP. Thames Valley Test Company, Edmunds, Suffolk, England

20. Wissel J, Poewe W (1999) Parkinson-Krankheit und Dystonie. In: Frommelt P, Grötzbach H (Hrsg) NeuroRehabilitation. Blackwell, Berlin, Wien
21. Zimmermann P, Fimm B (1989) Fragebogen erlebter Defizite der Aufmerksamkeit (FEDA). Unveröffentlichtes Manuskript. Psychologisches Institut der Universität Freiburg
22. Zimmermann P, Fimm B (1992) Testbatterie zur Aufmerksamkeitsprüfung (TAP): Handbuch (Version 1.0). Psychologische Testsysteme Vera Fimm, Freiburg
23. Zimmermann P, Fimm B (1993) Testbatterie zur Aufmerksamkeitsprüfung (TAP): Handbuch Teil 2 (Version 1.02). Psychologische Testsysteme Vera Fimm, Freiburg

Begleitende Hauterkrankungen bei Morbus Parkinson – Besonderheiten in der Hautpflege

I. Gemende, M. Fischer

Einleitung

Das Erscheinungsbild der vegetativen Störungen bei der Parkinsonerkrankung ist vielgestaltig. Als Zeichen der Hautbeteiligung sind Hyperhidrose und Seborrhoe regelmäßig angeführt, die Frage der veränderten Sebumproduktion wird jedoch sehr selten untersucht. Bei der Beschreibung der Parkinsonerkrankung ist das Salbengesicht ein prägnantes Zeichen.

Die erste Beschreibung stammt aus dem Jahre 1920 (COHN). Uns vorliegende Veröffentlichungen zur veränderten Sebumproduktion bzw. zum Salbengesicht sind von Baas und Fischer 1984 sowie von Villare und Carlini 1988, also schon länger zurückliegend.

In Kooperation mit der Universitätshautklinik Halle erfassten wir in unserem Krankengut das Ausmaß bzw. die quantitativen Veränderungen der Sebumproduktion bei langjährig behandelten Parkinsonpatienten. Die Pilotstudie hierzu ist abgeschlossen und umfasst 70 Patienten. Jeder 4. Patient wurde in die Untersuchung einbezogen, sofern eine Parkinsonerkrankung vorlag und der Patient einverstanden war. Außer der Messung von Sebum erfolgte die Messung des Wassergehaltes des Stratum corneum und die Erfassung des pH-Wertes der Hautoberfläche. Die Messpunkte sind für Sebumetrie üblicherweise oberer Stirnbereich, Sternum und Unterarminnenseiten. Es erfolgten jeweils 3 Messungen pro Messpunkt, aus denen der Mittelwert gebildet wurde.

Ergebnisse der Pilotstudie

Die Pilotstudie zeigte, dass bei langjährig behandelten Parkinsonpatienten keine signifikante Erhöhung sondern eine Erniedrigung der Sebumwerte vorliegt (Abb. 1). Dabei ließ sich keine Korrelation zwischen der Erniedrigung der Sebumproduktion und einzelnen Medikamenten herstellen. Interessant war, dass sich auch keine Korrelation der Sebumwerte zur Seitenbetonung des Parkinson fand.

Anhand klinisch-anamnestischer Angaben erfolgte zusätzlich die Einschätzung einer parallel bestehenden Rosacea, einer Psoriasis und einer früheren Akne vulgaris. Vor allem wurde nach einer etwaigen atopischen

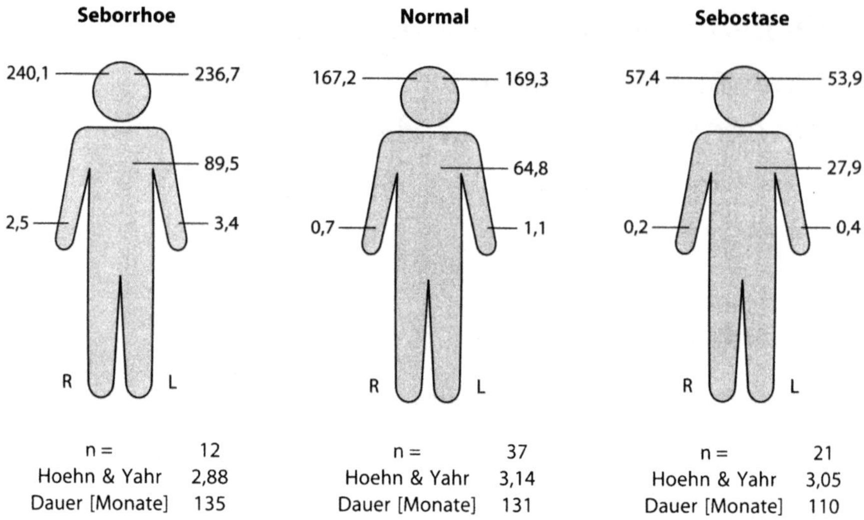

Abb. 1. Studienergebnisse

Dermatitis mit Hilfe des Erlanger Atopie-Score gesucht. In diesem Bereich waren die Ergebnisse sehr interessant und sind für zukünftige Untersuchungen, die wiederum gemeinsam mit der Universitätshautklinik Halle durchgeführt werden, vorgesehen.

Patientenfragebogen

Anhand eines Patientenfragebogens (Abb. 2) wurden unabhängig von der Sebum-Pilotstudie in der Körperpflege selbständige Patienten sowie einige ambulante Patienten während eines etwa 3wöchigen Aufenthaltes zu Hautproblemen befragt.

In der Studie wurden insgesamt 37 Patienten per Fragebogen anonym befragt, davon 18 Frauen, 17 Männer, zwei Patienten haben ihr Geschlecht nicht angekreuzt. Das Durchschnittsalter der Frauen war 66,1 Jahre, die Patientinnen waren im Durchschnitt 12 Jahre erkrankt, jedoch mindestens 6 Jahre. Die Dauer der Behandlung betrug im Durchschnitt 11,3 Jahre, mindestens jedoch 4,5 Jahre.

Die Angaben der männlichen Probanden waren ähnlich: Durchschnittsalter 64,8 Jahre, durchschnittliche Dauer der Erkrankung 10 Jahre, jedoch mindestens 6 Jahre. Die durchschnittliche Dauer der Behandlung betrug 9,5 Jahre, jedoch mindestens 4,5 Jahre.

Aus der Bewertung der Patienten ergibt sich, dass eher eine trockene als eine fettige Haut besteht (Tabellen 1 und 2). Die Frauen sind prädestinierter für trockene Haut (und auch „fleißiger“ beim Eincremen).

Mann ◯ Frau ◯ Alter....... Jahre Dauer der Erkrankung .... Jahre
Dauer der Behandlung....... Jahre

Werte Patientin, werter Patient,

sicher ist Ihnen klar, daß Ihre Haut in der Regel nicht ganz von der Parkinsonerkrankung verschont bleibt. Sowohl in der ambulanten Betreuung wie auch in der stationären Behandlung sehen wir Ärzte uns deshalb Ihre Haut genau an.
Sie können uns helfen, indem Sie einige wichtige Fragen vorab auf diesem kleinen Fragebogen durch Ankreuzen beantworten:

1. Hatten Sie als KInd Hautprobleme, z.B. Milchschorf oder andere Ekzeme? Ja Nein

Wenn ja, in welchem Alter sind diese Hautprobleme abgeklungen? Ja Nein

2. Wenn Sie vom Kalten ins Warme kommen oder aber, wenn Sie einmal ein Gläschen Wein oder andere alkoholische Getränke zu sich genommen haben, bekommen Sie dann ein rotes Gesicht oder auch nur eine rote Nase? Ja Nein

Wenn ja, regelmäßig oder nur gelegentlich?

3. Leiden Sie jetzt noch an regelmäßigen Hautreizungen? Ja Nein

4. Haben Sie vielleicht Pickel oder Furunkel regelmäßig beobachtet? Ja Nein

5. Neigen Sie zu häufigen Schweißausbrüchen? Ja Nein

Wenn ja, haben Sie dann auch in den Leisten oder unter den Armen oder in anderen Hautbereichen Ekzeme (oder nur „Wundsein")? Ja Nein

6. Ist Ihre Haut eher trocken? Ja Nein

7. Halten Sie Ihre Haut für eher fettig? Ja Nein

8. Halten Sie Ihre Haut für rundum normal? Ja Nein

9. Müssen Sie Ihr Gesicht täglich besonders pflegen? Ja Nein
Genügt die übliche Hautreinigung? Ja Nein
Ist nachfolgendes Eincremen des Gesichtes erforderlich? Ja Nein

10. Müssen Sie Ihren Körper und Ihre Gliedmaßen auch regelmäßig eincremen? Ja Nein

Für den Fall, daß Sie besondere zusätzliche Anmerkungen haben, können Sie uns diese gesondert mitteilen oder unter unseren Fragen jetzt notieren.

Hautarztbehandlung Ja Nein

Abb. 2. Anonymer Befragungsbogen

Tabelle 1. Auswertung der Befragungsbögen – Frauen

	Frauen			
		Ja	Nein	Ohne Antw.
Vasolabilität		**8** (44,4%)	**8** (44,4%)	**2** (11,1%)
regelmäßige Hautreizungen		**5** (27,77%)	**9** (50%)	**4** (22,22%)
– Trockene Haut	**11** (61,1%)			
– Fettige Haut	**3** (16,6%)			
– Normale Haut	**4** (22,2%)			
a) Gesicht täglich nach Reinigung pflegen		**7** (38,88%)	**6** (33,33%)	**5** (27,77%)
b) genügt übliche Hautpflege		**9** (50%)	**6** (33,33%)	**3** (16,66%)
c) Eincremen nach Reinigung		**10** (55,56%)	**4** (22,2%)	**4** (22,2%)
Körper u. Gliedmaßen eincremen regel.		**9** (50%)	**8** (44,44%)	**1** (5,56%)

Tabelle 2. Auswertung der Befragungsbögen – Männer

	Männer			
		Ja	Nein	Ohne Antw.
Vasolabilität		**2** (11,8%)	**14** (82,3%)	**1** (5,9%)
regelmäßige Hautreizungen		**6** (35,3%)	**11** (64,7%)	
– Trockene Haut	**6** (35,3%)			
– Fettige Haut	**8** (47,1%)			
– Normale Haut	**3** (17,6%)			
a) Gesicht täglich nach Reinigung pflegen		**2** (11,8%)	**13** (76,4%)	**2** (11,8%)
b) genügt übliche Hautpflege		**12** (70,6%)	**4** (23,6%)	**2** (11,8%)
c) Eincremen nach Reinigung		**5** (29,4%)	**10** (58,8%)	**2** (11,8%)
Körper u. Gliedmaßen eincremen regel.		**4** (23,6%)	**13** (76,4%)	

Zeitgleich haben wir vom Pflegepersonal erfassen lassen (Abb. 3), inwieweit bei den Patienten, bei denen die Hautpflege durch das Personal übernommen wurde, eine zusätzliche Hautbehandlung wegen Sebostase erforderlich war. Überraschend war, dass von 23 Patienten jeder Station einmal 7 und einmal 11 Patienten einer besonderen zusätzlichen Hautpflege wegen zu trockener Haut bedurften. Der Zeitaufwand für diese pflegerischen und therapeutischen Maßnahmen betrug pro Patient 1–2 Stunden pro Woche und ist nicht unerheblich bei der Betrachtung der Pflegepersonalregelung in größeren Einrichtungen.

1. Muß der Patient außer der üblichen Hautreinigung eine spezielle Hautpflege durch das Personal erhalten ? **Ja** **Nein**

   Wenn ja, ☐ einmal, ☐ zweimal oder ☐ dreimal am Tag, bitte ankreuzen

2. Welche Körperteile müssen besonders gepflegt werden, bitte ankreuzen

   ☐ Kopf ☐ Rumpf ☐ Gliedmaßen

3. Wie lange dauert die tägliche Hautpflege des Patienten für die angekreuzten Körperteile ?
   (Dies betrifft nicht die Hautreinigung, sondern nur das zusätzliche Eincremen oder Einreiben mit Lotion oder Öl)

Kopf (Gesicht und Kopfhaut)				bis	bis	bis
	1 mal	2 mal	3 mal	5 Min.	10 Min.	
Rumpf	1 mal	2 mal	3 mal	5 Min.	10 Min.	15 Min.
Gliedmaßen	1 mal	2 mal	3 mal	5 Min.	10 Min.	

4. Gibt es eine Sonderpflegenotwendigkeit im Hautbereich ? Bitte ankreuzen

Dekubitus	Ja	Nein	1 mal	2 mal	3 mal tgl.	Sonderpflege/Dauer:
Ulcus cruris	Ja	Nein	1 mal	2 mal	3 mal tgl.	Sonderpflege/Dauer:
Hautfaltenpflege wegen „Wundsein"	Ja	Nein	1 mal	2 mal	3 mal tgl.	Sonderpflege/Dauer:
Hautpilzbehandl.	Ja	Nein	1 mal	2 mal	3 mal tgl.	Sonderpflege/Dauer:

5. Gesonderte Kopfhautpflege, z.B. Panthanol-Packungen

   Wie oft wöchentlich ?
   Dauer ?

6. Gesamtdauer der „normalen" Hautpflege pro Woche:

7. Gesamtdauer der Sonderpflege pro Woche:

Abb. 3. Infoblatt zur täglichen Hautpflege der Patienten

Konsequenzen für die Hautpflege

Unsere langjährig behandelten Parkinsonpatienten haben zwar vielfältige Hautprobleme, jedoch nicht wie bisher angenommen ausschließlich durch vermehrtes Schwitzen und durch vermehrte Talgproduktion, sondern auch durch Sebostase. Dies muss bei Empfehlungen für Parkinsonkranke zur Hautpflege berücksichtigt werden.

Risiken entstehen durch Schwitzen, vermehrte Talgdrüsentätigkeit, aber häufig auch durch verminderte Talgdrüsentätigkeit (Sebostase), durch Alterserscheinungen der Haut und sowohl durch bakterielle Superinfektionen wie auch durch zusätzliche Pilzerkrankungen der Haut, gefördert durch die veränderte Sebummenge und möglicherweise veränderte Sebumzusammensetzung.

So bestehen sowohl seborrhoische Dermatosen als auch exsikkatorische Dermatosen, die sogar häufiger behandlungsbedürftig sind.

Die Gefahr der Isolierung für den Patienten entsteht durch die Veränderung seines Selbstwertgefühls wegen der resultierenden optischen Beeinträchtigungen wie auch wegen des möglichen Körpergeruchs. Bei Sebostase ist das Hautjucken oft zusätzlich belastend.

■ Behandlungsempfehlungen

Für die Beratung gilt, dass der Patient regelmäßig seine Risikobereiche kontrollieren lassen sollte und dass bei der Hautreinigung und Hautpflege zwischen seborrhoischer und sebostatischer Haut unterschieden werden muss.

Für die trockene Haut gilt, dass die Körperreinigung möglichst ohne Entfettungsmittel (Seifen, Badezusätze) erfolgt und gegebenenfalls nicht zweimal täglich eine Ganzkörperreinigung durchgeführt wird.

Bei sehr trockener Haut können 1–2mal wöchentlich pflegende Ölbäder (Rutschgefahr beachten!) erfolgen.

Sehr häufiger Wäschewechsel und das Tragen von temperaturangepasster Kleidung aus saugfähigem Material sind ohnehin erforderlich (vor allem bei Hyperhidrosis, Erkältungsgefahr) (Abb. 4).

Die Hautprobleme des Parkinsonpatienten belasten durch die Notwendigkeit der intensiven Pflege im Klinikalltag und in der Häuslichkeit.

- Häufiges Eincremen nach jeder Reinigung
- Harnstoffhaltige Lotionen und Cremes
- Öltuchreinigung der Problemzonen
- Antibakterielle oder antimykotische Präparate lokal bei Superinfektionen nach Keimbestimmung
- Systemische Behandlung nur auf hautärztliche Anweisung
- Mitbehandlung aller Begleiterekrankungen der Haut bei Parkinsonpatienten erforderlich

Abb. 4. Hautbehandlung bei Sebostase-Patienten

Unabhängig davon stellen Hautpflegepräparate und Hautbehandlungsmaßnahmen eine nicht geringe Kostengruppe dar, wenn optimal verfahren werden soll.

Der Patient jedoch registriert aufmerksam und auch mit Gewinn an Lebensqualität die Erfolge der konsequenten Hautpflege und Hautbehandlung.

Literatur

1. Baas H, Fischer PA (1984) Salbengesicht. Zentrale Dysregulation der Talgsekretion beim Parkinson-Syndrom. In: Fischer PA (Hrsg) Vegetativstörungen beim Parkinson-Syndrom. Editiones Roche, Basel, S 221–223
2. Cohn T (1920) Encephalitis ohne Lethargie während der Grippeepidemie. Zentr Bl Neurol 38:260–264
3. Kohn SR, Pochi PE, Strauss JS, Sax DS, Feldman RG, Timberlake WH (1993) Sebaceous gland secretion in Parkinson's disease during L-dopa treatment. J Invest Dermatol 60:134–136
4. Mano Y, Nakumuro T, Takayanagi T, Mayer RF (1994) Sweat function in Parkinson's disease. J Neurol 241:573–576
5. Villares JCB, Carlini EA (1989) Sebum secretion in idiopathic Parkinson's disease: effect of anticholinergic and dopaminergic drugs. Acta Neurol Scand 80:57–63

Demenztherapie bei Morbus Parkinson

N. Kühnl

Definition

Der Begriff der Demenz umfasst die erworbene Beeinträchtigung höherer Hirnfunktionen, d.h.

- Störungen des Gedächtnisses (visuo-konstruktive und verbale Fähigkeiten)
- die Beeinträchtigung von Affekten und Verhalten sowie
- Persönlichkeitsveränderung und damit verbundene alltagsrelevante Einschränkung der Lebensführung [3].

Demenzformen

Man unterscheidet im wesentlichen zwei Gruppen von Demenzen:
1. primäre Demenzen
2. sekundäre Demenzen.

Primäre Demenzen

Bei einer primären Demenz ist das Gehirn direkt von der Krankheit betroffen. Zur primären Demenz, die in 90% der Fälle vorliegt, gehören [3]:

- *Degenerative Demenzformen* wie die Demenz vom Alzheimer-Typ (55–75%).
  Die Alzheimer-Krankheit stellt mit ca. 75% die häufigste Demenzform der über 75 Jahre alten Menschen dar. Im Verlauf der Erkrankung treten neben den massiven Beeinträchtigungen der kognitiven Funktionen zunehmend die Einschränkungen alltagsrelevanter Fähigkeiten und psychiatrische Auffälligkeiten in den Vordergrund [7, 30, 42]. Charakteristisch sind die frühe Schädigung cholinerger Neurone und die verminderte Verfügbarkeit von Acetylcholin, sowie typische histopathologische Veränderungen im Gehirn [42].
- *Vaskuläre Demenzformen* oder *Multiinfarktdemenzen* (15–25%).
  Die vaskuläre Demenz stellt eine heterogene Erkrankungsgruppe dar [3]. Der Verlauf ist nach häufig akutem Beginn durch eine langsame Progredienz mit schubweisen Verschlechterungen charakterisiert. Neben den

kognitiven Beeinträchtigungen treten vor allem vielfältige körperliche Beschwerden wie Müdigkeit, Schwindel, Ohrensausen, Kopfschmerzen und Störungen des Schlaf-Wach-Rhythmus auf.
- *Mischformen* (10–20%) treten im höheren Alter häufig auf.

Sekundäre Demenzen

Sekundäre Demenzen können als Folge *intrazerebraler Prozesse* wie Hirntumoren, Blutungen, Schädel-Hirn-Verletzungen und Encephalitiden oder infolge *extrazerebraler Veränderungen* wie kardiovaskulärer, endokriner oder gastrointestinaler Störungen, ferner hämatologischer Krankheiten, Vitaminmangel und Intoxikationen auftreten. Sekundäre Demenzen kommen in 10% der Fälle vor.

Häufigkeit der verschiedenen Demenzformen

Die Demenz ist die häufigste psychische Erkrankung im hohen Lebensalter. Sie ist die vierthäufigste Todesursache in den westlichen Ländern nach Herzversagen, Krebs und Schlaganfall. Der Anteil von Demenzerkrankten nimmt im Altersbereich zwischen 60 und 90 Jahren exponentiell zu. Im 65. Lebensjahr liegt der Anteil bei ca. 5–6%; bei den über 90-jährigen leidet etwa jeder Zweite an einer mittelschweren oder schweren Demenz. Die Zahl Demenzkranker wird weltweit auf 17–25 Mill. Menschen und in Deutschland gegenwärtig auf etwa 1,1–1,3 Mill. geschätzt [42]. Etwa die Hälfte aller dementen Patienten leidet an einer Alzheimer-Demenz (in Deutschland ca. 800 000 Patienten) [3]. Die Lebenserwartung beträgt nach Diagnosestellung im Durchschnitt noch 7–10 Jahre.

Demenz bei Parkinsonsyndromen

Dementielle Entwicklungen bei Parkinsonsyndromen lassen sich anhand der Ursachen in folgende Kategorien einteilen [33]:
1. neurodegenerative Demenzformen (Morbus Parkinson, Parkinson tau-Krankheit, Morbus-Madacho-Jozeph, rigide Variante des Morbus Huntington)
2. medikamentös induzierte Demenzen
3. infektiös bedingte Demenzen (Morbus Whipple, Creutzfeldt-Jakob-Krankheit, HIV)
4. vaskuläre Demenzen (Multiinfarkt-Syndrom, lacunäre Encephalopathie)
5. toxische Demenzen (Morbus Wilson, Mangan-Intoxikation)
6. tumorbedingte Demenzen (primär oder sekundär)
7. Normaldruck-Hydrocephalus
8. posttraumatische Demenzen (dementia pugilistica).

Neurodegenerative Parkinsonsyndrome mit dementieller Entwicklung

1. *Idiopathisches Parkinsonsyndrom mit Demenz*
   Ca. 15–25% aller Patienten mit idiopathischem Parkinsonsyndrom entwickeln zusätzlich eine Demenz, wobei gerade bei den „late-onset" Parkinsonpatienten (Erkrankungsbeginn nach dem 75. Lebensjahr) die Prävalenzzahlen bis zu 70% ansteigen [38]. Die dementielle Entwicklung ist dabei mit dem Alter, dem Schweregrad der motorischen Syndrome, der Erkrankungsdauer, dem Ausmaß der Fluktuationen sowie mit dem männlichen Geschlecht korreliert [4, 23]. Diese Patienten weisen auch erhebliche psychische Störungen wie hirnorganische Psychosyndrome mit Verwirrtheit und Halluzinationen oder komplexe paranoid-halluzinatorische Psychosen auf [6, 33]. Die höhere Schulbildung modifiziert das Risiko eines kognitiven Abbaus und wirkt dadurch protektiv [16]. Das Rauchen von Zigaretten ist mit einem späteren Auftreten der Demenz verbunden [31].
2. *Demenz bei Lewy-Körperchen-Erkrankung*
   Die Patienten weisen eine Kombination einer Parkinsonsymptomatik, d.h. eines hypokinetisch-rigiden Syndroms mit einer dementiellen Entwicklung, auf, wobei das Krankheitsbild durch den raschen Wechsel der vielfältigen Symptome sowohl von Seiten der Bewegungen als auch der psychischen Auffälligkeiten, insbesondere der optischen Halluzinationen geprägt ist [1, 33]. Die Patienten sprechen recht gut auf eine L-Dopa-Therapie an, allerdings kommt es hierunter häufig zu einer Akzentuierung der psychotischen Symptomatik. Diese Patienten reagieren auf eine neuroleptische Gegensteuerung mit massiver Verstärkung des hypokinetisch-rigiden Syndroms und Vigilanzstörungen.
3. *Progressive supranukleäre Lähmung*
   Das klinische Bild ist geprägt durch vertikale Blicklähmung, meist nach unten, eine axiale Dystonie, ein hypokinetisch-rigides Syndrom mit Stand- und Gangataxie und meist einer Fallneigung nach hinten. Häufig entwickeln die Patienten eine Pseudobulbärparalyse mit Sprach- und Schluckstörungen und ein frontales Demenzsyndrom [33, 50]. Von psychiatrischer Seite imponieren eine leichte Erregbarkeit, häufige aggressive Impulse sowie eine Affektlabilität bis Affektinkontinenz.
4. *Cortikobasale Degeneration*
   Klinisch ist die Symptomatik durch das charakteristische „alien-limb-Phänomen" beschrieben, d.h. die Patienten berichten über unwillkürliche spontane Greifbewegungen des betroffenen Armes, die mit Willkürmotorik interferieren. Die erkrankte Extremität führt gewissermaßen ein Eigenleben [50]. Zusätzlich finden sich bei dieser sehr seltenen Erkrankung Pyramidenbahnzeichen, dystone Störungen, ein Aktions- und Haltetremor sowie ein stimulusinduzierbarer Myoklonus. Die auftretenden kognitiven Störungen münden nur selten in eine Demenz [33, 50].

5. *Morbus Pick*
   Bei diesen Patienten findet sich eine frontal betonte Hirnatrophie mit dementieller Entwicklung und auffälligen psychopathologischen Störungen wie Aggressivität, soziale Verhaltensauffälligkeiten, teilweise mit Apathie oder Enthemmung sowie starker Ablenkbarkeit. Eine extrapyramidale Symptomatik im Sinne eines hypokinetisch-rigiden Syndroms entwickelt sich eher selten und meist nur in Spätstadien der Erkrankung [33].
6. *Morbus Alzheimer mit sekundärem Parkinsonsyndrom*
   Die Kombination beider Erkrankungen kommt nicht selten vor [7, 40]:
   - Parkinsonerkrankung mit späterer zusätzlicher Demenzentwicklung bei etwa 15–35% der Patienten
   - Alzheimer-Krankheit mit leichter Parkinsonsymptomatik; in fortgeschrittenen Stadien der Alzheimer-Demenz findet sich bei jedem dritten Betroffenen ein Parkinsonsyndrom [3].

Vaskuläre Demenzen bei Parkinsonsyndromen

Bei einer *Makroangiopathie* entsteht die Demenz häufig aus der Summation mehrerer zerebraler Insulte oder Blutungen. Die fokalen kognitiven und motorischen Defizite entwickeln sich schubweise [33]. Klinisch haben die Patienten fokale neurologische Ausfälle, häufig verbunden mit neuropsychologischen Störungen, Aphasien und psychiatrischen Auffälligkeiten wie Angst, Panikstörungen und Depressionen. Ein Teil der Patienten entwickelt zusätzlich ein Parkinsonsyndrom [14, 20].

Häufiger findet man Parkinsonpatienten mit *multiplen subkortikalen vaskulären Läsionen* im Sinne eines Morbus Binswanger oder einer *subkortikalen vaskulären Encephalopathie.* Die Patienten bieten ein ataktisches Gangbild mit einer Fallneigung, unsystematischen Schwindel, Benommenheit und Harninkontinenz. Von psychischer Seite stehen die Aufmerksamkeitsstörungen, Interesselosigkeit, eine moros-dysphorische Stimmung und gehemmt-depressive Zustandsbilder im Vordergrund [10].

Therapieziele bei Demenzen

Für die realistischen Therapieziele ist ein ganzheitliches *Gesamtkonzept der Therapie* erforderlich. Zu den Einzelkomponenten gehören:
- die Stärkung noch vorhandener Fähigkeiten
- die geistige und körperliche Aktivierung der Patienten
- der möglichst langfristige Erhalt der Alltagskompetenzen
- die Schaffung und Aufrechterhaltung von sozialen Kontakten
- die Vermeidung der Pflegebedürftigkeit.

Der ganzheitliche therapeutische Ansatz umfasst im einzelnen:

- medikamentöse Therapie
- Hirnleistungstraining
- psychosoziale Therapie
- Bewegungstherapie
- Angehörigenbetreuung.

Medikamentöse Therapie

Antidementiva

Derzeit sind nach den Richtlinien des BGA neun Substanzen in die Demenzbehandlung eingeführt. Hierzu zählen Nootropika, Acetylcholinesterasehemmer und Kalziumantagonisten [3, 25, 30, 37].

Nootropika [26, 35, 37]
Der Begriff Nootropikum bedeutet „den Verstand aktivierende Substanz" [35]. Zu dieser Gruppe gehören Substanzen, die gestörte Hirnleistungsfunktionen im Sinne einer Aktivierung von Adaptationsleistungen günstig beeinflussen sollen [21].

Die Problematik des Nachweises der klinischen Wirksamkeit und Relevanz von Nootropikasubstanzen wird seit vielen Jahren kontrovers diskutiert. Die dabei vorliegenden Studien zum Wirksamkeitsnachweis der Nootropika stehen im wesentlichen vor *drei* grundsätzlichen Problemen.

Zum einen besteht in allen Studien die Frage der Homogenität der Patientenpopulation, zum zweiten besteht das Problem der erforderlichen Beobachtungen und der Instrumente zur Verlaufsbeobachtung und schließlich liegt eine Schwierigkeit in der Beurteilung der klinischen Relevanz der erzielten therapeutischen Wirksamkeit [26].

Zu den fünf klassischen Nootropika zählen:

- *Dihydroergotoxin* verbessert die eingeschränkte Energieproduktion und erhöht die Cholinrezeptorendichte [25]. Nebenwirkungen: Hyperaktivität, Schlafstörungen, gastrointestinale Störungen, pektanginöse Beschwerden, Bradykardie, Blutdruckabfall mit Schwindel [37]. Die Tagesdosis beträgt 4–8 mg [25].
- *Nicergolin* beeinflusst die Thrombozytenaggregation und Blutviskosität und zeigt eine ausgeprägte blockierende Wirkung auf α-adrenerge Rezeptoren [22]. Es wurde eine Verbesserung des dementiellen Syndroms um durchschnittlich 25% erzielt. Das EEG zeigte eine signifikante Abnahme der δ- und θ-Aktivität, eine Zunahme der schnellen α- und β-Aktivität [43]. Nebenwirkungen: Magenbeschwerden, leichtes Hitzegefühl, Kopfdruck, Müdigkeit, Schlaflosigkeit, Hautrötung, Blutdruckabfall und Schwindel. In der Dauertherapie wird die Gabe von Nicergolin in einer täglichen Dosis von 30–60 mg empfohlen.
- *Ginkgo biloba* soll als Antioxidans wirken und somit Neurone vor freien Radikalen schützen. Nebenwirkungen sind gastrointestinale Beschwer-

den, hoher Blutdruck, Kopfschmerzen, Allergien. Die Dosis beträgt 40–120 mg/Tag [30].

- Für *Piracetam* und *Pyritinol* ist eine Zunahme des zerebralen Glucoseumsatzes und der Hirndurchblutung gesichert. Die Substanzen werden vor allem bei der vaskulären Demenz eingesetzt. Nebenwirkungen: Libidozunahme, psychomotorische Unruhe, Schwindel, Schlafstörungen, gastrointestinale Beschwerden [37].

Über den Einsatz dieser Nootropika bei dementen Parkinsonpatienten liegen derzeit kaum Daten vor. In einer Studie unter der Therapie mit 3,2 g Piracetam pro Tag zeigten sich keine signifikanten Veränderungen der kognitiven Defizite oder der Motorik bei Parkinsonpatienten [44].

In einer Untersuchung konnte bei über 80% der dementen Parkinsonpatienten, die mit 60 mg Nicergolin pro Tag behandelt wurden, die L-Dopa-Dosis deutlich reduziert werden und trotz dieser Reduktion wurde eine diskrete Verbesserung der motorischen Symptomatik beschrieben [8].

Acetylcholinesterasehemmer

Es gibt drei AChE-Hemmer. Sie sind die gegenwärtig aktuellsten Medikamente zur Behandlung der Kernsymptome bei der Alzheimer-Krankheit. Sie verhindern die Inaktivierung von Acetylcholin, das aus den präsynaptischen Neuronen ausgeschüttet wird, und erhöhen auf diese Weise die Konzentration des Transmitters am postsynaptischen Rezeptor. Eine cholinerge Substitutionstherapie sollte möglichst im Frühstadium der Erkrankung einsetzen, solange genügend intakte Nervenzellen und Synapsen stimuliert werden können [30, 31]. Die AChE-Hemmer sind in der Lage, kognitive Defizite zu verbessern oder wenigstens deren Entwicklung zu verlangsamen.

Zu den AChE-Hemmern gehören:

- *Tacrin* (Cognex) war der erste AChE-Hemmer für die Behandlung des Morbus Alzheimer und wurde 1995 in Deutschland zugelassen. In einer Langzeitstudie mit 663 Patienten mit mittelschwerer Alzheimer-Demenz besserten sich die kognitiven Funktionen [28]. Die Nebenwirkungen sind vor allem gastrointestinale Beschwerden wie Übelkeit, Erbrechen, Diarrhö, Dyspepsie, Bauchschmerzen. In einer Studie lag bei 49% Patienten mindestens einmal ein GPT-Wert über der oberen Grenze des Normbereichs. Bei 25% Patienten trat ein GPT-Wert über dem dreifachen des Normbereichs auf und ein GPT-Wert, der über dem 20fachen des Normbereichs lag, war bei 2% Patienten nachweisbar [49]. Die Initialdosis von 4×10 mg Tacrin könnte langsam bis 80–160 mg/Tag erhöht werden [7, 13].
- *Donepezil* (Aricept) ist ein AChE-Hemmer der zweiten Generation, der als zweite Substanz im Oktober 1997 in Deutschland zugelassen wurde. Die Ergebnisse in einer Studie mit 302 Patienten zeigten ab der 18. Woche einen statistisch signifikanten Unterschied zwischen der Placebogruppe und den mit Donepezil behandelten Alzheimer-Patienten [41].

Die Initialdosis von täglich 5 mg Donepezil kann nach 1 Monat auf 10 mg erhöht werden. Nebenwirkungen sind Übelkeit, Diarrhö und Schlafstörungen [7, 13, 18].

- *Rivastigmin* (Exelon) führt zu einer 80%igen Hemmung der Acetylcholinesterase. In klinischen Studien zeigte sich eine signifikante Verbesserung der kognitiven Leistungen, ein klinisch relevanter Einfluss auf die Alltagsaktivitäten und eine Verbesserung im Gesamteindruck. Nebenwirkungen: Unruhe, Schlafstörungen, Schwindel, Kopfschmerzen, Übelkeit, Erbrechen, Diarrhö. Der therapeutische Bereich von Rivastigmin liegt zwischen 6–12 mg pro Tag, es ist aber auch in einem Dosisbereich von 1–4 mg pro Tag wirksam [42].

Hutchinson und Mitarbeiter setzten 40–60 mg *Tacrin* pro Tag bei 7 dementiellen Parkinsonpatienten ein, und sie beschrieben nach einer 2-monatigen Therapie signifikante Verbesserungen, sowohl im Mini-Mental-Status als auch in dem UPDRS-Score. Es kam auch zu einer deutlichen Besserung von Halluzinationen unter der laufenden L-Dopa-Therapie [24].

Auch über den Einsatz von *Donepezil* bei dementen Patienten mit Lewy-Körperchen-Erkrankung liegt eine offene Studie vor: 9 Patienten wurden mit 2,5–5 mg Donepezil über 8–24 Wochen behandelt, wobei der Mini-Mental-Status sich durchschnittlich um 4,5 Punkte verbesserte. Bei 3 der 9 Patienten kam es unter Donepezil zu einer Verschlechterung der Parkinsonsymptomatik, bei 8 der 9 Patienten konnten die Halluzinationen dramatisch verbessert werden [46].

Kogan und Mitarbeiter berichteten über 42 demente Parkinsonpatienten, die sie über 4 Wochen mit Rivastigmin 1,5–6 mg/Tag behandelten, wobei sich die deutlichste Besserung bei den „daily living activities“ unter einer Rivastigmindosis von 6 mg/Tag zeigte [29].

In einer Studie mit 11 Patienten mit Lewy-Körperchen-Erkrankung, die mit 3–12 mg *Rivastigmin* pro Tag behandelt wurden, zeigte sich eine signifikante Reduktion der Halluzinationen und Agitation. Somit können AChE-Hemmer als Alternative zur neuroleptischen Therapie bei Parkinsonpatienten eingesetzt werden [34].

Kalziumantagonisten

- *Nimodipin* ist seit 1984 zur Vorbeugung und Behandlung ischämischer neurologischer Defizite infolge zerebraler Vasospasmen nach Subarachnoidalblutung zugelassen. Aufgrund der guten zentralen Wirksamkeit wurde die Substanz auch für die Indikation Demenz zugelassen. Nebenwirkungen: Kopfschmerzen, Schwindel, Blutdruck-senkung, gastrointestinale Beschwerden, Herzfrequenzzunahme, Ödeme, bei einigen Patienten Unruhe, Erregung, Aggressivität, und depressive Verstimmungen. Auch bei längerer Behandlung soll die Dosierung von Nimotop 3×30 mg beibehalten werden. In einer Studie mit Patienten mit Alzheimer-Demenz zeigte sich unter der Therapie mit Nimodipin 30 mg/Tag eine signifikante Besserung der kognitiven Störungen [17].

■ Sonstige Pharmaka [7, 37]

Memantine wirkt als Glutamatmodulator und als NMDA-Antagonist. In placebokontrollierten Studien war unter Memantine im Vergleich zu Placebo der Zeitbedarf für die ADL signifikant vermindert [12]. Nebenwirkungen: innere und motorische Unruhe, Einschlafstörungen gelegentlich Insomnie, Schwindel, Kopfdruck, Übelkeit, Müdigkeit. Dosierung: langsam steigern von 5 mg bis zu 30 mg täglich. Auch für Memantine liegen bei dementen Parkinsonpatienten kaum verläßliche Daten vor.

Nichtsteroidale Antirheumatika. Die Hinweise auf die Wirksamkeit kamen aus epidemiologischen Studien. In einer doppelblind placebokontrollierten Studie mit Indometacin konnte eine signifikante Verbesserung der kognitiven Fähigkeiten ermittelt werden. Allerdings kam es bei 20% der Patienten zum Therapieabbruch wegen gastrointestinaler Probleme [37].

Östrogene wirken als Antioxidans und können eine neuroprotektive Wirkung besitzen. Ebenfalls aus epidemiologischen Studien kam der Hinweis, dass Östrogene einen verlangsamenden Effekt auf den Verlauf der Alzheimer-Demenz ausüben können [15, 27]. Sogar Tacrin wirkte bei mit Östrogen substituierten postmenopausalen Frauen signifikant besser als bei nichtsubstituierten Frauen [45].

Antioxidanzien und Radikalfänger. Es gibt bisher nur wenige Studien zur Wirksamkeit dieser Substanzgruppe. In einer Studie mit 39 Alzheimerkranken hat sich nach 2 Monaten mit L-Deprenyl-Therapie keine Wirkung auf Verhalten oder kognitive Funktionen gezeigt [9].

Über *Pentoxifyllin*, das bei vaskulären Demenzen eingesetzt wird und die Mikrozirkulation verbessern soll (37), liegen in bezug auf Parkinsonpatienten mit einer vaskulären Demenz keine Daten vor.

Die *Erfolgskriterien der medikamentösen Behandlung* bei Demenztherapie sind [11]:

- Besserung der hirnorganischen Fähigkeiten
- signifikante Verlangsamung eines progredienten Verlaufs.

■ Spezifische therapeutische Probleme der Demenztherapie bei Parkinsonpatienten [2, 32, 48]

Mit zunehmender *dementieller Entwicklung* bei Parkinsonpatienten wird die spezifische dopamimetische Therapie zunehmend schlechter toleriert, so dass bei einer Exazerbation von Desorientierung und Verwirrtheitszuständen, aber auch bei psychomotorischer Unruhe und psychotischen Phänomenen die Dosis der Dopamimetika zunächst reduziert werden muss.

1. Anticholinergika zunächst langsam ausschleichend absetzen. Die Einnahme von Anticholinergika ist signifikant mit der Entwicklung einer Demenz verbunden [39].
2. Reduktion anderer Parkinsonmittel, d.h. Dopaminagonisten und NMDA-Antagonisten.
3. Eine Basismedikation mit niedrigen L-Dopa-Dosen sollte jedoch möglichst beibehalten werden.

Steht die *paranoid-halluzinatorische Symptomatik* im Vordergrund, hat sich der Einsatz von niedrig dosiertem Clozapin bewährt. Alternativ können niedrig dosiert Risperidon bis 2,0 mg/Tag [51], oder Olanzapin 5 mg/Tag, in jüngster Zeit auch das atypische Neuroleptikum Quetiapin versucht werden. Allerdings zeigt sich in höheren Dosen dieser Neuroleptika häufig eine Zunahme der extrapyramidalen Nebenwirkungen.

Häufig finden sich bei dementen Parkinsonpatienten auch *depressive Syndrome*, sowohl in ängstlich-gehemmter als auch in ängstlich-agitierter Ausprägung. Bei diesen Patienten haben sich der selektive MAO-A-Hemmer Moclobemid in einer Dosis von 450–600 mg/Tag bewährt. Es liegen derzeit nur wenige Erfahrungen mit den neuen Serotonin-Wiederaufnahmehemmern oder den neuen Noradrenalin-Wiederaufnahmehemmern vor. Der Einsatz von trizyklischen Antidepressiva ist aufgrund der anticholinergen Komponente wie auch der orthostatischen und kardialen Nebenwirkungen nur eingeschränkt möglich.

Bei einer *ängstlich-agitierten deliranten Symptomatik* kann auch passager Clomethiazol eingesetzt werden.

Die Gabe von anxiolytischen Benzodiazepinen sollte zurückhaltend erfolgen, da demente Parkinsonpatienten häufig paradox reagieren und eine Verstärkung psychomotorischer Unruhe oder auch Schlafstörungen zu beobachten sind [2, 7, 36, 37, 47].

Nichtmedikamentöse Behandlung

■ Hirnleistungstraining

Die deutlichste Effektsteigerung hinsichtlich kognitiver Funktionen wurde durch eine Kombination aus Gedächtnistraining und psychomotorischem Training erzielt. Bei der Beurteilung einer Gedächtnistrainingsmethode für Demenzkranke geht es nicht nur um die Verbesserung der kognitiven Fähigkeiten, sondern ganz wesentlich um die Verbesserung des emotionalen Befindens und der sozialen Integration [3]. Kognitives Training gelingt nur, wenn die Übungen regelmäßig durchgeführt werden, vielseitig sind, Spaß machen und gerade anspruchsvoll genug sind, um das Gehirn anzuspornen.

■ Psychotherapeutische Führung [5]

Die psychologischen Interventionen für Demenzpatienten beinhalten verschiedene Therapieverfahren:

Neuropsychologische Interventionen versuchen, durch gezieltes Training – d.h. Üben durch mehrfache Wiederholung – umschriebene Funktionen zu bessern oder zu erhalten und die allgemeine kortikale Aktivität zu erhöhen. Das Training sollte alltagsnahe gestaltet werden. Es zielt auf die Verbesserung alltagsrelevanter kognitiver Leistungen wie Wortproduktion und Wiedererkennen von Gesichtern und Photos ab.

Computergestütztes kognitives Training. Zur Verbesserung der kognitiven Leistungsfähigkeit kommt zunehmend auch PC-unterstütztes kognitives Training in Kliniken und in einzelnen neuropsychologischen Praxen zum Einsatz.

Bei **Mnemotechniken** stehen die Umgehungsstrategien im Vordergrund. Mit Hilfe internaler Gedächtnisstrategien wird die zu speichernde Information so geordnet, dass der Inhalt später über diese Ordnung wieder abgerufen werden kann (sogenanntes „Priming"). Ein indirekter Weg zur Gedächtnis-verbesserung ist das Training des Umgangs mit Gedächtnishilfen. Alltagshilfen wie Einkaufsliste, Notizblock und Terminkalender können für demente Patienten nützlich sein.

Kognitive Aktivierung. Hierzu gehören eine ganze Reihe alltagsnaher Verfahren und Realitätsorientierungstraining. Durch eine Vielfalt von Übungen sollen verschiedene kortikale Gebiete und kognitive Teilleistungen angesprochen werden, sodass die allgemeine Stoffwechselaktivität des Gehirns verbessert wird. Man nimmt an, dass dadurch andere, nicht geübte Fähigkeiten auf Dauer auch davon profitieren.

Multimodales Gedächtnistraining. In diesem Training werden in wöchentlich stattfindenden bis zu 60-minütigen Sitzungen Konzentrationsübungen zu vorgegebenen Themen, Gedächtnisspiele und Übungen zur geistigen Flexibilität durchgeführt. Die Übungen berücksichtigen sprachliche, visuell-räumliche, schriftliche und mündliche Modalitäten. Eingeschoben sind Sequenzen von motorischen Übungen und gemeinsames Singen zur Verbesserung der Motivation und der sozialen Kontakte.

Realitätsorientierungstraining beinhaltet zwei unterschiedliche Ansätze, die alternativ oder kombiniert eingesetzt werden können. Zum einen werden im Rahmen von Gruppenarbeit grundlegende – Personen, Zeit und Ort betreffende – Informationen stets aufs neue wiederholt. Das zweite Modell ist das „24-Stunden-Training", in dem bei jeder geeigneten Gelegenheit den Patienten „Realitätsanker" geboten werden, sowohl im direkten Kontakt mit dem Personal als auch als visuelle oder akustische Orientierungshilfen.

Psychotherapie. Tiefenpsychologisch orientierte Interventionen werden den Erfordernissen dementer Patienten nicht gerecht. Jedoch lassen sich die emotionalen Zustandsbilder, denen demente Patienten ausgesetzt sind, mit

Hilfe der psychoanalytischen Terminologie erfassen: ständige Suche nach Versorgung und Pflege, anklammernde Haltung, ausgeprägte Wichtigkeit von Essen und Trinken lassen sich als Regression beschreiben. Zu regressionshemmenden Maßnahmen zählen aktivierende Pflege und Trainingsmaßnahmen zur Stabilisierung von Ich-Funktionen.

Verhaltenstherapeutisches Kompensationstraining (VKT) hat zum Ziel, den Patienten bei der Bewältigung der Belastungen zu unterstützen, die vorhandenen persönlichen Ressourcen zu mobilisieren, den depressiven Symptomen entgegenzuwirken. Dieses Trainingsverfahren setzt sich aus sechs Therapiemodulen zusammen:

1. Therapieplanung und Verhaltensanalyse
2. Psychoedukation
3. Aktivitätsaufbau
4. Modifikation dysfunktionaler Kognition
5. emotionale Bewältigung
6. Stressbewältigung.

Das Verhaltenstherapeutische Kompensationstraining soll gezielt Alltagsverhalten, soziale Fertigkeiten sowie Emotionen und Kognition verbessern.

Bei allen nichtmedikamentösen Maßnahmen sieht man die grundlegende Relevanz einer ausführlichen neuropsychologischen Diagnostik, die nicht nur das Vorliegen spezifischer oder allgemeiner Defizite feststellt, sondern auch zeigt, in welchen kognitiven Teilleistungsbereichen gerade die ansprechbaren Stärken der Patienten liegen.

Physiotherapie

Hinsichtlich krankengymnastischer Übungen ist klar strukturiertes Arbeiten notwendig, d.h.:

- immer zur selben Zeit, am selben Ort und mit dem selben Therapeuten
- die Übungen nach dem Prinzip Vormachen-Nachmachen gestalten
- die Fazilitation und das Handling am Patienten sollte bei allen (Pflege, Ärzte, Angehörige usw.) gleich sein
- mit extremer Taktgebung arbeiten wie Kommando, Zählen usw.
- einfache methodische Prinzipien wie vom Leichten zum Schweren und vom Einfachen zum Komplexen.

Die ganze Behandlung sollte so gestaltet werden, dass die Patienten nicht überfordert sind, aber die Grenzen ausgelotet werden können.

Angehörigenbetreuung

Ein weiterer wichtiger Baustein der nichtmedikamentösen Therapie ist die Einbeziehung der Angehörigen. Vor allem die Aufklärung der Angehörigen über die Krankheit des Patienten, ihre psychische Entlastung und die Besprechung des angemessenen Umgangs mit dem Kranken ist wichtig. Hierdurch kann das Zusammenleben im häuslichen Umfeld erleichtert und die Heimunterbringung bei Dementen hinausgezögert werden [42].

Heute sind folgende Faktoren bekannt, die die Stabilität der häuslichen Versorgung gefährden [19]:

- Auftreten von nicht beherrschbaren oder nicht tolerierbaren Verhaltensweisen
- Erkrankung der primären Pflegeperson
- intrafamiliäre Konflikte
- mangelhafte Unterstützung und Entlastung der Familie.

Wesentliche Aspekte der Angehörigenbetreuung sind [5]:

- ein ausreichendes Maß an Information über die Demenzerkrankung
- die Nennung instrumenteller Hilfen
- praktische Hilfen zur Gestaltung des äußeren Lebensrahmens
- die Vermittlung von Verhaltensregeln (Geduld, Tagesstrukturierung)
- die Stützung des pflegenden Angehörigen bei der Lösung eigener Konflikte
- die Festlegung der Grenzen der Angehörigentherapie.

Erst die Kombination von medikamentösen und nichtmedikamentösen Behandlungsstrategien kann die Problematik der Patienten mit einer Demenz beeinflussen. In den frühen Phasen der Erkrankung muss der Angehörige lernen, mit den veränderten Fähigkeiten des Patienten umzugehen und das eigene Verhalten flexibel anzupassen [30, 42].

Literatur

1. Ala TA, Yang KH, Sung JH, Frey WH (1999) Clinical parkinsonism in dementia patients with substantia nigra Lewy bodies. J Neural Transm 106/1:47–57
2. Baas H, Deuschl G, Oertel W, Poewe W (1996) Medikamentöse Therapie der Parkinson-Krankheit. Sonderdruck Deutsches Ärzteblatt, 93. Jahrgang, Heft 39, A:S 2470–2477, B:S 1941–1948, C:S 1753–1760
3. Berger M, Stieglitz R-D (1999) Psychiatrie und Psychotherapie. Urban & Schwarzenberg, München Wien Baltimore
4. Biggis CA, Boyd JL, Harrop FM, Madeley P, Mindham RHS, Randall JI, Spokes EGS (1992) A controlled, longitudinal study of dementia in Parkinson's disease. J Neurol Neurosurg Psychiatry 55:566–571
5. Bohlken J (1999) Psychotherapeutische Strategien bei Demenz. Neurotransmitter Münch med Wschr, Sonderheft 1/99:16–21
6. Boller F, Mizutani T, Roessmann U, Gambetti P (1980) Parkinson Disease, Dementia, and Alzheimer Disease: Clinicopathological Correlations. Ann Neurol 7/4:329–335
7. Bornkessel B (1998) Diagnostik und Behandlung der Alzheimer-Krankheit. Arzneimitteltherapie 16/4:115–117
8. Borromei A (1989) Adjuvant therapy for Parkinson's disease. Preliminary data of a multicentre study with nicergoline. Funct Neurol 4:63–67
9. Burke WJ, Ranno AE, Roccaforte WH, Wengel SP, Bayer BL, Willcockson NK (1993) L-Deprenyl in the Treatment of Mild Dementia of the Alzheimer Type: Preliminary Results. JAGS 41/4:367–370

10. Caplan L (1995) Binswanger's disease – revised. Neurology 45:626–633
11. Carl G (1999) Sind Antidementiva noch verordnungsfähig? Neurotransmitter Münch med Wschr, Sonderheft 1/99:6–10
12. Ditzler K (1991) Wirksamkeit und Verträglichkeit von Memantine bei Patienten mit dementiellen Syndrom. Eine doppelblinde, Placebo-kontrollierte Studie. Sonderdruck Arzneim Forsch / Drug Res 41(II) 8:773–780
13. Doraiswamy PM (1996) Current Cholinergic Therapy for Symptoms of Alzheimer's Disease. Primary Psychiatry 3/11:3–11
14. Fischer C (1982) Lacunar strokes and infarcts: a review. Neurology 32:871–876
15. Fratiglioni L, Viitanen M, von Strauss E, Tontodonati V, Herlitz A, Winblad B (1997) Very old women at highest risk of dementia and Alzheimer's sdisease: Incidence data from the Kungsholmen Project, Stockholm. Neurology 48:132–138
16. Glatt SL, Hubble JP, Lyons K, Paolo A, Troster AI, Hassanein RE, Koller WC (1996) Risk factors for dementia in Parkinson's disease: effect of education. Neuroepidemiology 15/1:20–25
17. Grobe-Einsler R, Traber J (1992) Clinical Results with Nimodipine in Alzheimer Disease. Clin Neuropharm Suppl 1, 15:416–417
18. Hampel H, Padberg F, Möller H-J (1998) Donepezil in der Pharmakotherapie der Alzheimer Krankheit. Psychopharmakotherapie Sonderdruck 5/2:54–61
19. Haupt M (1999) Demenz: Angehörigenbetreuung durch den Hausarzt ist essentiell. Geriatrie Praxis 2:28–33
20. Hennerici M (1997) Vaskuläre Demenzen. In: Förstl H (Hrsg) Lehrbuch der Gerontopsychiatrie. Enke Verlag, Stuttgart, S 309–330
21. Hermann WM, Kern U (1987) Nootropika: Wirkungen und Wirksamkeit. Nervenarzt 58:358–364
22. Herrschaft H (1992) Nicergolin. Neuro-Psychopharmaka Bd. 5. In: Riederer, Laux, Pöldinger (Hrsg). Springer-Verlag, Wien, pp 313–323
23. Hughes TA (2000) A 10-year study of the incidence of and factors predicting dementia in Parkinson disease. Neurology 54:1596–1602
24. Hutchinson M, Fazzini (1996) Cholinesterase inhibition in Parkinson's disease. J Neurol Neurosurg Psychiatry 61:324–325
25. Ihl R, Kretschmar C (1997) Zur Nootropikabewertung für die Praxis. Nervenarzt 11/68:853–861
26. Kanowski S (1991) Klinischer Wirksamkeitsnachweis bei Nootropika. Münch med Wschr Suppl.1, 133:5–8
27. Kawas C, Resnick S, Morrison A, Brookmeyer R, Corrada M, Zondermann A, Bacal C, Donnell Lingle D, Metter E (1997) A prospective study of estrogen replacement therapy and the risk of developing Alzheimer's disease: The Baltimore Longitunal Study of Aging. Neurology 48:1517–1521
28. Knopman D, Schneider L, Davis K, Talwalker S, Smith F, Hoover T, Gracon S (1996) Long-term tacrine (Cognex) treatment: Effects on nursing home placement and mortality. Neurology 47:166–177
29. Kogan E, Henneberg AE (2000) Parkinson-Plus-Dementia-Syndrome – Successful Treatment by Rivastigmine. Reprinted from: 5th Congress of the European Society for Clinical Neuropharmacology. Opatija (Croatia), May 17–21
30. Kurz A (1998) Alzheimer-Krankheit: Aktueller Stand der Pharmakotherapie. Geriatrie Praxis 4/98:18–23
31. Kurz A (1999) Handbuch der Betreuung und Pflege von Alzheimer-Patienten. Thieme, Stuttgart
32. Lieberman A (1998) Managing the neuropsychiatric symptoms of Parkinson's disease. Neurology Suppl 6, 50:33–38
33. Litvan I (1998) Parkinsonism-Dementia Syndromes. In: Jankovic J, Tolosa E (Hrsg.) Parkinson's Disease and Movement Disorders. Lippincott Williams & Wilkins, Baltimore, S 819–836

34. McKeith IG, Grace JB, Walker Z, Byrne EJ, Wilkinson D, Stevens T, Perry EK (2000) Rivastigmine in the treatment of dementia with Lewy Bodies: preliminary findings from an open trial. J Geriat Psychiatry 15:387–392
35. Müller WE (1988) Nootropika. Therapie der Demenz zwischen Anspruch und Wirklichkeit. Münch med Wschr 13/31-32:575–579
36. Naimark D, Jackson E, Rockwell E, Jeste DV (1996) Psychotic symptoms in Parkinson's disease patients with dementia. J Am Geriatr Soc 44/3:296–299
37. Plendl H (1999) Die Pharmakotherapie der Demenz. Neurotransmitter Münch med Wschr , Sonderheft 1/99:11–15
38. Poewe W, Schelosky L (1994) Die Neuropsychologie der Parkinson-Erkrankung. In: Huffmann G, Braune H-J, Henn K-H (Hrsg) Extrapyramidal-motorische Erkrankungen. Einhorn-Presse Verlag GmbH, Reinbek, S 242–246
39. Pondal M, Del Ser T, Bermejo F (1996) Anticholinergic therapy and dementia in patients with Parkinson's disease. J Neurol 243/7:543–546
40. Rajput AH, Rozdilsky B, Rajput A (1993) Alzheimer's Disease and Idiopathic Parkinson's Disease Coexistence. J Geriatr Psychiatry Neurol 6:170–176
41. Rogers SL, Farlow MR, Doody RS, Mohs R, Friedhoff LT (1998) A 24-week, double-blind, placebo-controlled trial of donepezil in patients with Alzheimer's disease. Neurology 50:136–145
42. Rösler M, Retz-Junginger P, Retz W (1998) Alzheimer Demenz und Exelon. Thieme, Stuttgart
43. Saletu B, Paulus E, Linzmayer L, Anderer P, Semlitsch HV, Grünberger J, Wicke L, Neuhold A, Podreka I (1995) Nicergolin bei seniler Demenz vom Alzheimer Typ und Multiinfarktdemenz: Eine doppelblinde, placebokontrollierte, klinische und EEG/EP-Mapping Studie. Psychopharmacology 117:385–395
44. Sano M, Stern Y, Marder K, Mayeux R (1990) A Controlled Trial of Piracetam in Intellectually Impaired Patients with Parkinson's Disease. Mov Disord 5/3:230–234
45. Schneider LS, Farlow MR, Henderson VW, Pogoda JM (1996) Effects of estrogen replacement therapy on response to tacrine in patients with Alzheimer's disease. Neurology 46:1580–1584
46. Shea C, MacKnight Ch, Rockwood K (1998) Donepezil for Treatment of Dementia with Lewy Bodies: A Case Series of Nine Patients. International Psychogeriatrics 10/3: 229–238
47. Stoppe G, Brandt CA, Staedt JH (1999) Behavioural problems associated with dementia: the role of newer antipsychotics. Drugs Aging 14/1:41–54
48. Waters CH (1997) Managing the late complications of Parkinson's disease. Neurology Suppl 1, 49:49–57
49. Watkins PB, Zimmermann HJ, Knapp MJ, Gracon SI, Lewis KW (1994) Hepatotoxic Effects of Tacrine Administration in Patients With Alzheimer's Disease. JAMA 271/13: 992–998
50. Wenning GK, Pramstaller PP, Ransmayr G, Poewe W (1997) Atypische Parkinsonsyndrome. Nervenarzt 68:102–115
51. Workman RH, Orengo CA, Bakey AA, Molinari VA, Kunik ME (1997) The use of risperidone for psychosis and agitation in demented patients with Parkinson's disease. J Neuropsychiatry Clin Neurosci 9/4:594–597

Repetitive transkranielle Magnetstimulation bei Morbus Parkinson

I. Csoti

Einleitung

Schon vor über 100 Jahren suchte man nach Möglichkeiten, die Funktionen des Gehirns durch lokalisierte Reize genauer beschreiben und zuordnen zu können. In ihrer Arbeit „Über die elektrische Erregbarkeit des Gehirns" berichteten Fritsch und Hitzig bereits 1870 über ihre Erfahrungen mit der bipolaren galvanischen Reizung am Hundegehirn. Weitere Untersuchungen folgten an Primaten. Die wahrscheinlich erste direkte galvanische und faradische Reizung des menschlichen Gehirns mit eingeführten Nadelelektroden führte Bartholow 1874 durch. Die Untersuchung erfolgte an einer geistig retardierten Patientin, bei der das Schädeldach durch entzündliche Ulzerationen erodiert und das Gehirn teilweise freigelegt war. Es kam zu Muskelzuckungen und Krampfanfällen in der kontralateralen Seite und die Patientin verstarb wenige Tage danach. Dies führte zu erheblichen Diskussionen und öffentlicher Kritik, mit der Konsequenz keiner weiteren Untersuchungen am Menschen.

Erst zu Beginn des 20. Jahrhunderts rückte die Hirnstimulation erneut in das Zentrum wissenschaftlicher Forschungen, nachdem es Neurochirurgen gelungen war, intraoperativ mit diesem Verfahren Hirnfunktionen genauer zu lokalisieren. So erarbeiteten Grünbaum und Sherring 1901 die somatotope Gliederung der prä- und postrolandischen Region im Tierexperiment, 1908 kartierte Krause die somatotope Repräsentation der Zentralregion beim Menschen mit der einpoligen faradischen Stimulation. Die intraoperative direkte Kortexreizung entwickelte sich zu einer neurophysiologischen Methode, Anatomie und Funktion der Großhirnrinde in ihren verschiedenen Arealen zu korrelieren. Zwischenzeitliche Versuche, das Gehirn transkraniell elektrisch zu reizen, scheiterten an der Schmerzhaftigkeit der verwendeten Reizserien. Erst 1980 gelang es Morton und Merton mit einem Reizverfahren, welches ursprünglich zur direkten Muskelreizung entwickelt wurde, die erste transkranielle elektrische Kortexreizung am Menschen durchzuführen. Da sich dieses Verfahren auch zur Reizung des Rückenmarks und der Spinalnerven eignete, war der Grundstein für die diagnostische Nutzung dieses Verfahrens zur Messung zentraler motorischer Latenzen gelegt.

Den entscheidenden Durchbruch in der Anwendung der transkraniellen Reizung erbrachte jedoch Barker 1985 [1] mit der Einführung der praktisch schmerzlosen transkraniellen Stimulation mit einzelnen Magnetfeldimpulsen. Dieses Verfahren war 1982 von Polson zur schmerzlosen Stimulation peripherer Nerven entwickelt worden. Die erste transkranielle magnetische Hirnreizung erfolgte am 12. Februar 1985 im National Hospital, Queen Square, in London.

Aufgrund der einfachen Durchführbarkeit und hohen diagnostischen Sensitivität eroberte sich die transkranielle Magnetstimulation in kurzer Zeit einen hohen Stellenwert in der neurophysiologischen Diagnostik. Hauptanwendungsbereiche waren und sind die Untersuchung der Pyramidenbahn sowie proximal gelegener peripherer Nervenläsionen. Nachteilig in der klinischen Anwendung waren die nur vorübergehend auslösbaren Reizeffekte durch Einzelreize oder niederfrequente Reizserien. Im weiteren Verlauf kam es infolgedessen zur Entwicklung neuer, leistungsfähigerer Magnetstimulatoren. Die derzeit zur Verfügung stehenden Reizgeräte erlauben hochfrequente Reizserien und ermöglichen damit die Durchführung der repetitiven transkraniellen Magnetstimulation (rTMS).

Definition

Definiert wird die rTMS (NINDS, Washington, 1996) durch eine Frequenz von mehr als 1 Hz, mehr als zwei konsekutiven Reizen und einem konstanten Interstimulus-Intervall [2].

Prinzip

Das Prinzip der rTMS beruht auf einer Induktion elektrischer Felder in der Hirnrinde durch rasche Änderung eines starken Magnetfeldes in Umgebung einer stromdurchflossenen Stimulatorspule. Der erzielte Effekt ist umso stärker, je schneller sich das induzierte Magnetfeld ändert. Maximale Reizfrequenzen sind geräteabhängig und betragen zwischen 30 und 60 Hz. Mit der Strompulsdauer kann das zu erregende Gewebe bestimmt werden, da die induzierten Ströme das Ruhemembranpotenzial der Nervenzelle herabsetzen müssen, um eine Erregung auszulösen. Der maximale Entladestrom in der Spule beträgt mehrere Tausend Ampere (7 kA) bei einer Impulsdauer von 100–250 μs. Es werden Feldstärken von 1,5 bis 2 Tesla erreicht [3]. Der induzierte Stromfluss im Gewebe ist in einem Bereich von ca. 2×2 cm für weniger als 1 ms maximal. Lange oder hochfrequente Reizserien erwärmen die Spule, so dass weitere Stimulationen erst nach Abkühlung durchgeführt werden können. Die Reizgeräte sind in der Zwischenzeit mit Spulen der verschiedensten Größen ausgestattet, die Form entspricht entweder einer fokalen achtförmigen oder einer nichtfokalen runden Reizspule. Die Reizintensität liegt im therapeutischen Einsatz der rTMS in der Regel unterhalb der motorischen Schwelle.

Klinische Einsatzmöglichkeiten

Interessant für den Einsatz der repetitiven TMS in der Therapie neurologischer Erkrankungen waren zu beobachtende Reizeffekte, die die Stimulation überdauerten und längere Zeit anhielten. So konnte bei Patienten mit Lafora-Krankheit für Stunden bis Tage die Zahl der Myoklonien deutlich reduziert werden [2]. Zudem entstand insbesondere in der Behandlung depressiver Patienten die Vorstellung, einen therapeutischen Effekt ähnlich der Elektrokrampftherapie zu erzielen.

Zahlreiche Forschungsansätze bezüglich des therapeutischen Einsatzes der rTMS wurden während des ersten internationalen Symposiums 1998 in Göttingen vorgestellt. Interessant waren in diesem Zusammenhang u.a. die Arbeit von Boroojerdi et al. über die rTMS bei Phantomschmerz sowie die Berichte von Siebner et al. über die abnorme Fazilitation des kortikospinalen motorischen Systems bei Patienten mit Schreibkrampf. Meyer berichtete über die antispastische Wirkung der peripheren repetitiven Magnetstimulation bei Schlaganfallpatienten mit rein motorischen Defiziten. Weitere diskutierte Einsatzmöglichkeiten der rTMS sind Zwangserkrankungen, Dystonien, Tic-Erkrankungen, Stottern, Epilepsie (prächirurgische Epilepsiediagnostik) sowie Morbus Parkinson.

Welche biologischen Effekte können dargestellt werden?

Im Rahmen der grundlagenphysiologischen Anwendung und empirischer Untersuchungen zur Sicherheit der Magnetstimulation wurde versucht, die verschiedenen biologischen Effekte nachzuweisen bzw. darzustellen. Illmoniemi stellte in Göttingen ein EEG-Messverfahren vor, mit dessen Hilfe die durch die Magnetstimulation induzierten Veränderungen der Hirnaktivität in wenigen Millisekunden erfasst werden können. Durch Einsatz von Quellenanalysetechniken konnte gezeigt werden, wie z.B. die Stimulation des Motorkortex nach 10 ms den kontralateralen Kortex beeinflusst. Weitere Darstellungsmöglichkeiten sind die Positronenemissionstomografie, Singlephotonenemissionstomografie, die funktionelle Kernspintomografie sowie die transkranielle Dopplersonografie [4].

Risiken und Sicherheitsaspekte

Bei hohen Reizstärken, hohen Stimulusfrequenzen und langen Reizserien kann es zu einer Ausbreitung der rTMS-induzierten Erregung auf nicht direkt aktivierte Kortexareale kommen. Dieser Zusammenbruch der kortikokortikalen Inhibition kann zur Auslösung epileptischer Anfälle führen. Die intrakortikale Erregungsausbreitung kann durch polygrafische simultane elektromyografische Ableitungen von proximalen und distalen Arm- und

Beinmuskeln erfasst werden [2]. Ein beginnender fokaler motorischer Anfall zeigt sich z. B. im Auftreten von EMG-Antworten in Muskeln, in denen zu Beginn der Reizserie keine Potenziale nachweisbar waren.

Um die Gefahr der Auslösung eines epileptischen Anfalls zu vermindern, wurden Reizparadigmen für eine „subkonvulsive rTMS" definiert. Ein bestehendes Anfallsleiden gilt als Kontraindikation für eine therapeutische Anwendung der rTMS. Faktoren, die eine erhöhte zerebrale Anfallsbereitschaft bedingen, sollten ausgeschlossen sein. Übermüdung, Hypoglykämien sowie Arzneimittel, die die Krampfschwelle herabsetzen (z. B. Neuroleptika) sollten unbedingt beachtet werden. Vereinzelt wurde über vorübergehende Missempfindungen, Kopfschmerzen vom Spannungstyp oder Tinnitus nach der rTMS berichtet. Bei Migränepatienten muss an die Möglichkeit der Auslösung einer Migräneattacke gedacht werden. Bei hochfrequenten Reizserien sollte aufgrund des akustischen Artefaktes ein Gehörschutz verwendet werden. Die entstehenden Schalldruckpegel liegen bei etwa 120 dB. Beim Menschen wurden keine Veränderungen der Hörschwelle durch rTMS festgestellt [9]. Die im Tierversuch bei Kaninchen festgestellten Hörschäden waren durch Verwendung von Ohrstöpseln zu vermeiden.

Im weiteren muss beachtet werden, dass erhebliche mechanische Kräfte in leitfähigen Materialien in der Nähe der Reizspule auftreten können. Magnetische und paramagnetische Gegenstände werden angezogen, diamagnetische Objekte abgestoßen. Lose Metallteile in der Umgebung der Spule müssen entfernt werden, ebenso Magnetkarten oder Uhren. Der Patient darf intrakraniell keine metallischen Fremdkörper haben, keine elektronischen Implantate oder Herzschrittmacher, da die elektronische Steuerung gestört werden kann. Mögliche kardiale Effekte wurden mehrfach untersucht. Im Tierexperiment gelang es, durch besondere Spulenposition ventrikuläre Extrasystolen auszulösen. Frische Herzinfarkte oder Herzrhythmusstörungen gelten deshalb als Kontraindikation. Kontraindikationen sind auch instabile Frakturen, insbesondere im HWS-Bereich, sowie Schädelfrakturen aufgrund möglicher Bewegungseffekte bei Überschreitung der motorischen Schwelle.

Wirksamkeit der rTMS bei Morbus Parkinson

Theoretischer Ansatz für die Wirksamkeit der rTMS bei Parkinsonpatienten ist die wechselseitige Verschaltung und Kooperation von Kortex und Basalganglien bei der Initiation und Regulation von Bewegungen. Diskutiert werden insbesondere die thalamokortikalen Bahnen zum präfrontalen, prämotorischen, supplementär motorischen und motorischen Kortex sowie ein gestörtes Gleichgewicht zwischen Exzitation und Inhibition [5]. Darüber hinaus wurde gezeigt, dass eine Beeinflussung intrakortikaler inhibitorischer Mechanismen [6] sowie eine transsynaptische Erregung von Zellen des Motorkortex möglich ist. Die mit der Magnetstimulation im Rahmen klinisch-diagnostischer Untersuchungsverfahren festgestellte gesteigerte Erregbarkeit des kortikospinalen Systems bei Patienten mit Morbus Parkinson wird zumindest teilweise auf eine verminderte kortikale Inhibition zurückgeführt. Diese wiederum resultiert wahrscheinlich aus einem herabgesetzten dopaminergen inhibitorischen Input von den Basalganglien zum motorischen Kortex [5], so dass eine Verschiebung der Regulationsmechanismen in Richtung Exzitation resultiert. Bezüglich des Tremors bei Morbus Parkinson wird angenommen, dass die Interaktion zentraler Tremorgeneratoren mit dem motorischen Kortex vorübergehend durch eine intrakortikale, durch die Magnetstimulation hervorgerufene Inhibition blockiert werden kann.

Bisherige Studien

In bisherigen Studien fanden sich bei rTMS-behandelten Parkinsonpatienten eine transiente Verminderung von Rigor und Tremor sowie eine gesteigerte Bewegungsamplitude und -geschwindigkeit [7]. Pascual Leone (1994) beschreibt eine Abnahme der Wahlreaktionszeit sowie eine Zunahme der Bewegungsgeschwindigkeit bei gleichbleibender Fehlerrate. Im weiteren wird über eine Reduktion der Tremorfrequenz und Verbesserung der Fingerbeweglichkeit berichtet [10]. In einer Untersuchung von Auer et al. (1998) kam es nach rTMS zu einer Reduzierung der motorischen Behinderung, gemessen mit dem UPDRS-Subscore Motorik, von 28 auf 21 Punkte, wobei die sichtbarsten Verbesserungen Rigor, Tremor und Bradykinese betrafen.

Eigene Erfahrungen

Die Verträglichkeit der rTMS in der therapeutischen Anwendung bei Parkinsonpatienten wurde in unserer Klinik u.a. durch eine Analyse möglicher Einflüsse auf EEG und P300 untersucht. 20 Parkinsonpatienten der Hoehn-Yahr-Stadien II–V wurden während einer Woche in täglichen Sitzungen mit rTMS behandelt. Der Therapieeffekt wurde mittels UPDRS und Schwab-England-Skala evaluiert und zeigte bei den 20 rTMS-behandelten Parkinsonpatienten in jedem Falle eine Besserung des klinischen Zustandsbildes. Zum Zwecke der Therapiesicherheit wurden vor und nach der Behandlungsserie jeweils EEG und ereigniskorrelierte Potenziale (P300) abgeleitet. Die Frequenz der Grundaktivität des EEG nach den rTMS-Anwendungen zeigte keine Verlangsamung im Vergleich zum EEG vor der rTMS-Behandlung. Auch die P300-Latenzen der ereigniskorrelierten Potenziale wiesen im intraindividuellen Vergleich vor und nach rTMS keine Verzögerung auf. Vielmehr konnte durchschnittlich eine Latenzverkürzung um 4% sowohl bezüglich frontaler als auch parietaler Ableitung erreicht werden. Unter Anwendung neurophysiologischer Untersuchungsmethoden wie EEG und P300 waren keine negativen Folgewirkungen zu beobachten, insbesondere fanden sich keine krampfverdächtigen oder krampfspezifischen Veränderungen im EEG, auch traten in keinem Falle Herdbefunde oder dysrhythmische Abläufe in Erscheinung. Mittels P300 konnten keine nachteiligen Auswirkungen auf die kognitiven Leistungen der behandelten Patienten nachgewiesen werden. Bezüglich der Parkinson-Symptomatik konnten wir unsererseits ein der Magnetstimulation zuzuordnendes Ansprechen insbesondere der hypokinetisch-rigiden Symptomatik sowie einen positiven Einfluss auf dystone Syndrome beobachten. Die Evaluation der Patienten erfolgt mit dem UPDRS-Subscore Motorik, im Rahmen einer Anwendungsbeobachtung wurde außerdem die Motilität mit einer quantifizierenden Actometrie vor und nach Durchführung der Magnetstimulation aufgezeichnet.

Die Änderung dystoner Fehlhaltungen wird in der Regel mit Hilfe einer Videoaufzeichnung dokumentiert. Die Anwendung der rTMS bei therapieresistenten Schmerzsyndromen hat sich als wenig belastende zusätzliche therapeutische Option in unserer Klinik etabliert. Neben der transkraniellen Stimulation findet unter dieser Indikation auch häufig die periphere Magnetstimulation ihren Einsatz.

Zusammenfassend stellt die repetitive transkranielle Magnetstimulation einen vielversprechenden Therapieansatz bei parkinsonbedingten Bewegungsstörungen dar, wobei weitere Untersuchungen zur Ermittlung optimaler Reizbedingungen (Spulenposition, Reizfrequenz und Reizstärke) an einer größeren Patientenzahl notwendig sind, um die verschiedenen Möglichkeiten der klinischen Anwendung bei Parkinsonpatienten besser beurteilen und gezielter einsetzen zu können.

Literatur

1. Barker AT, Jalinous R, Freeston H (1985) Non-invasive stimulation of the human motor cortex. Lancet II:1106–1107
2. Brandt SA, Ploner CJ, Meyer BU (1997) Repetitive transkranielle Magnetstimulation. Nervenarzt 68:778–784
3. Haag C, Padberg F, Möller JH (1997) Transkranielle Magnetstimulation. Nervenarzt 68:274-278
4. Tergau F, Reimers CD (1999) Transkranielle Magnetstimulation. Deutsches Ärzteblatt 96:820–821
5. Meyer BU (Hrsg) (1992) Magnetstimulation des Nervensystems. Springer, Berlin Heidelberg
6. Pasqual Leone A, Valls Sole J, Brasil Neto JP, Cammarota A, Grafman J, Hallett M (1994) Akinesia in Parkinson's disease. II. Effects of subthreshold repetitive transcranial motor cortex stimulation. Neuroloy 44:892–898
7. Meyer BU (1998) Repetitive Magnetstimulation als Therapieverfahren? Akt Neurologie 25:82
8. Werner M, Csoti I, Fornadi F (1998) Der Einfluß von rTMS auf EEG und P300 bei Parkinson-Patienten. Akt Neurologie 25:210
9. Pasqual Leone A, Cohen LG, Shotland LI et al (1992) No evidence of hearing loss in humans due to transcranial magnetic stimulation. Neurology 42:647–651
10. Sommer M, Tergau F, Kamm T, Ulm G, Paulus W (1998) Repetitive transkranielle Magnetstimulation (rTMS) bei M Parkinson. Akt Neurologie 25:82
11. Werner M, Csoti I, Fornadi F (1997) Therapeutische Anwendung der repetitiven transkraniellen Magnetstimulation (rTMS) bei Patienten mit Parkinson-Syndrom. Akt Neurologie 24:36

Gezielte Krankengymnastik auf neurophysiologischer Grundlage – Chancen einer statistikgestützten Evaluation

A. E. Henneberg, A. Schneidler, H.-J. Henneberg

Einleitung

Die Möglichkeit der Beübbarkeit unserer Hirnzellen ist in letzter Zeit populärwissenschaftliches Gedankengut geworden [14]. Schon vorher bestand kein Zweifel, dass man im Fall chronischer Krankheiten des ZNS durch gezielte krankengymnastische Übungen Besserung erzielen könnte [1–6, 9, 10, 12, 13, 15, 16]. Dennoch gibt es bislang keine Skalen, die es den Physiotherapeuten ermöglichen, eine Besserung, die auf ihre gezielte Therapie zurückzuführen ist, in wissenschaftlicher Weise nachzuweisen.

Mit Hilfe einer Physiotherapieabteilung, die überwiegend auf neurophysiologischer Basis (Bobath, Voita, PNF) arbeitet, ist es möglich, Techniken zu erstellen, die die Einzelproblematik bei Parkinsonpatienten gezielt angehen lassen. Um den Behandlungserfolg nicht allein mittels medizinisch-wissenschaftlicher Skalen wie der Unified Parkinson's Disease Rating Scale (UPDRS), der Schwab-England- oder Hoehn-Yahr-Skala zu überprüfen oder den Nachweis einer gezielten Therapie allein der Besserung der Alltagsaktivität (ADL Bad Nauheim) oder der Lebensqualitätsskala der Patienten [11] zu überlassen, wurde die Bad Nauheim Motor-Scale entwickelt, die im folgenden mit ersten Ergebnissen vorgestellt wird. Seit Januar 1999 ist die Bad Nauheim Motor-Scale in ein Evaluationsprogramm nach stationärer Behandlung eingebunden, das am ersten Tag nach Aufnahme und am Tag vor Entlassung die Patienten einer vierarmigen Evaluation unterzieht [7, 8].

Patienten und Methoden

Die Bad Nauheim Motor-Scale wurde streng an den für den Alltag wichtigen Übungen mit den Patienten orientiert. Hierbei kam es den Physiotherapeuten nicht in erster Linie darauf an, die Fähigkeiten nach der Ästhetik auszurichten, sondern darauf, eine möglichst sichere und zuverlässige Alltagsfunktion zu erreichen. Entsprechend wurden die Untergruppen aufgeteilt, wobei in den ersten Pilotstudien alle Einzelpunkte gleichermaßen gewertet wurden. Tabelle 1 zeigt ein Bewertungsschema, wie es zunächst bei uns eingeführt wurde:

Dieses Schema wurde mit allen Therapeutinnen und Therapeuten der Krankengymnastikabteilung besprochen, es wurde die Inter-Rater-Variabili-

Tabelle 1. Formblatt der Bad Nauheim Motor-Scale (BNMS). LWS = Lendenwirbelsäule, BWS = Brustwirbelsäule, HWS = Halswirbelsäule

		Aufnahmedatum								Entlassungsdatum							
		0	1	2	3	4	5	6	7	0	1	2	3	4	5	6	7
Haltung:																	
Im Sitzen	LWS/BWS																
	Schultergürtel/HWS																
Im Stand	untere Extremitäten																
	obere Extremitäten																
	LWS/BWS																
	BWS/HWS																
Gleichgewicht:																	
Sitz	ventral																
	dorsal																
	lateral nach links																
	lateral nach rechts																
	Stand																
	ventral																
	dorsal																
	lateral nach links																
	lateral nach rechts																
Schutzschritte																	
Einbeinstand rechts																	
Einbeinstand links																	
Bewegungsübergänge:																	
Rückenlage/Seitenlage																	
Seitenlage/Sitz																	
Sitz/Stand																	
Stand/Sitz																	
Sitz/Seitenlage																	
Gehen/Sitz																	

Tabelle 1 (Fortsetzung)

	Aufnahmedatum								Entlassungsdatum							
	0	1	2	3	4	5	6	7	0	1	2	3	4	5	6	7
Gangbild:																
Schrittlänge																
Abrollvorgang																
Rhythmus																
Armpendeln																
Richtungswechsel																
Spurbreite																
Verschiedenes:																
Startprobleme																
Engpassprobleme																
Pulsionstendenz																
Hyperkinese																

tät der Skalenauswertung mit allen Mitarbeitern und den Schülern einer Krankengymnastikschule im letzten Ausbildungspraktikum ermittelt.

Danach wurden zunächst 25 Patienten (9 weibliche, 16 männliche, Durchschnittsalter 67 Jahre) retrospektiv auf ihre Besserung in der Bad Nauheim Motor-Scale überprüft. Dies geschah unter dem Ansatz, dass nur weit aufgefächerte unterschiedliche Besserungen oder Verschlechterungen auf Zuverlässigkeit der Einzelbewertung hindeuten könnten.

In einem nächsten Ansatz wurden von den ersten 254 (119 weibliche, 135 männliche; Durchschnittsalter 70 Jahre) Patienten unserer vierarmigen Evaluation die Daten zusammengetragen und die Bad Nauheim Motor-Scale neben Daten der ADL Bad Nauheim, der medizinisch-wissenschaftlichen Skalen UPDRS I–III, Hoehn-Yahr und Schwab-England sowie neben ersten Versuchen mit der PDQ 39 überprüft.

Bei diesen ersten Patienten wurde eine Aufteilung Hoehn-Yahr-Stadium 1–3 und Hoehn-Yahr-Stadium 4–5 in der Bad Nauheim Motor-Scale untersucht und eine Abhängigkeit vom Alter überprüft. Nachdem diese Testläufe eine Unzuverlässigkeit in der Bewertung allenfalls des modifizierten Hoehn-Yahr-Stadiums II,5–IV mit Fluktuationen gebracht hatten, wurde eine Gruppe von 2×125 Patienten mit „On-Off“-Fluktuationen, „Peak-dose“-Hyperkinesen und „End-of-dose“-Dystonien auf die Zuverlässigkeit unserer Auswertung hin in der Gleichsinnigkeit mit der UPDRS III überprüft.

Tabelle 2a. Grunddaten der 1171 stationären Patienten

Patienten	weiblich	männlich
Anzahl	554	617
Aufenthaltsdauer (Tage)	32,23	30,64
Durchschnittsalter (Jahre)	70,0	68,8

Tabelle 2b. Diagnosen der gezeigten 1171 Patienten, nach Geschlecht aufgeschlüsselt. SRO = Steele-Richardson-Olszewski-Syndrom, MSA = Multisystematrophie

Geschlecht	Anzahl	Idiopathisches Parkinson-Syndrom (%)	Symptomatisches Parkinson-Syndrom (%)	SRO (%)	MSA (%)
weiblich	554	48,0	46,8	2,4	2,8
männlich	617	43,7	55,1	0,4	0,8

Tabelle 2c. Modifizierte Hoehn-Yahr-Stadien-Einteilung unserer Patienten nach Geschlecht

Geschlecht	Anzahl	Modifiziertes Hoehn-Yahr-Stadium			
		1–1,5	2–2,5	3–3,5	≥4
weiblich	554	8,6%	27,8%	39,4%	24,2%
männlich	617	9,7%	37,1%	35,6%	17,6%

Abschließend wurden 1171 Patienten, die mit den aus den vorher genannten Untersuchungen resultierenden Änderungen in der Bad Nauheim Motor-Scale untersucht wurden, im Vergleich mit unseren übrigen 3 Armen der Evaluation im Programm vorgestellt; letztere sind in Tabelle 2a–c in Bezug auf Alter, Geschlecht, Pathogenese des Parkinson-Syndroms, sowie Hoehn-Yahr-Stadium charakterisiert.

Bei der letztgenannten Population wurden Änderungen der Bad Nauheim Motor-Scale, ADL Bad Nauheim, UPDRS III und Schwab-England-Skala nach Hoehn-Yahr-Untergruppen erfasst.

■ Ergebnisse

Die Inter-Rater-Variabilität der Bad Nauheim Motor-Scale betrug in allen Schulungen ≤4,7%. Die versuchsweise durchgeführte retrospektive Evaluation der Bad Nauheim Motor-Scale anhand von 25 Patienten ist in Tabelle 3 aufgezeigt.

Tabelle 3. Vorstudie mit 25 Patienten retrospektiv

Anzahl der Patienten	Geschlecht		Durchschnittliche Verbesserung	Verbesserung	
	weiblich	männlich		Minimum	Maximum
25	9	16	28,6%	5%	100%

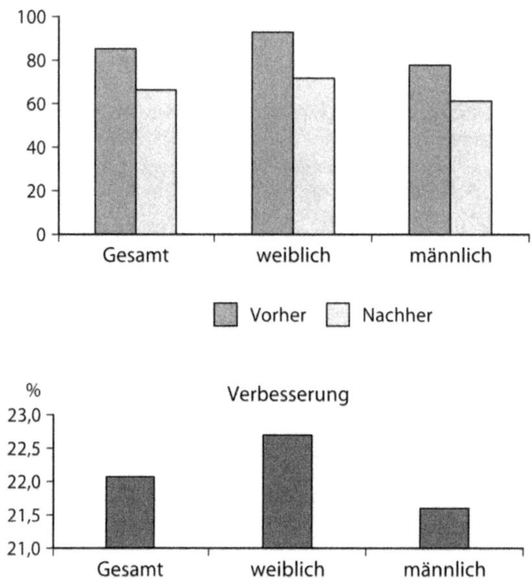

Abb. 1. BNMS – Verbesserung absolut und prozentual

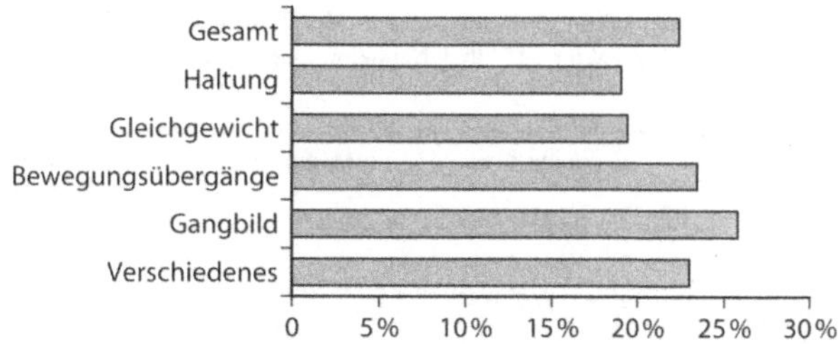

Abb. 2. Verbesserung in Teilbereichen der BNMS

Tabelle 4. Besserung in der BNMS bei 254 Patienten in Abhängigkeit vom Hoehn-Yahr-Stadium

BNMS	Skala des Patienten Hoehn-Yahr ≤III	Skala des Patienten Hoehn-Yahr=IV–V
Aufnahme	66,77	134,24
Entlassung	49,82	109,89
Verbesserung %	25,4%	18,2%

Tabelle 5. Besserung in der BNMS der Patienten in Abhängigkeit vom Alter

Alter des Patienten	≤70 Jahre	>70 Jahre
BNMS bei Aufnahme	69,72	100,66
BNMS bei Entlassung	52,88	79,60
Verbesserung in %	24,1%	20,9%

Aufgrund dieser Untersuchung erschien eine messbare Größe durch die Bad Nauheim Motor-Scale gegeben. Die Verbesserung unserer ersten 254 Patienten wird in Abb. 1 bezüglich der Gesamtpopulation dargestellt, Abb. 2 zeigt die Teilbereiche.

Die unterschiedliche prozentuale Verbesserung in der Bad Nauheim Motor-Scale in den Hoehn-Yahr-Gruppen I–III gegenüber IV–V wird in Tabelle 4 dargestellt, während Tabelle 5 auf die Altersabhängigkeit eingeht.

Bei den Überprüfungen auf die Aussagekraft der Bad Nauheim Motor-Scale in Bezug auf die Besserung unserer Patienten war eine Untergruppe mit schwerer „On-Off"-Symptomatik, plötzlichen Fluktuationen, schweren Hyperkinesen und „End-of-dose"-Dystonien aufgefallen, die durch die Bad Nauheim Motor-Scale nicht optimal in ihrer Besserung erkannt wurde. Erst nach Multiplikation der Punkte „Verschiedenes: Startprobleme, Engpassprobleme, Pulsionstendenz" mit dem Faktor 2 und des Punktes „Hyperkinese" mit dem Faktor 3 konnte eine gute Erkennung der Änderung dieser Untergruppe, gemessen an der UPDRS III, erreicht werden (Tabelle 6).

Bei den 1171 Patienten der programmgestützten vierarmigen Evaluation des Jahres 1999 ergaben sich positive Veränderungen der Bad Nauheim

Tabelle 6. Modifikation der Bad Nauheim Motor-Scale für die Fluktuationsphase. Bad Nauheim Motor-Scale alt – alle Punkte Faktor „1“, Bad Nauheim Motor-Scale neu – Punkt „Verschiedenes“ multipliziert, siehe Text

Anzahl 125	Weiblich 66	Männlich 59	Durchschnittsalter bei Aufnahme 65,4	Durchschnittliche Verweildauer 36,5

Skala	Aufnahme	Entlassung	Besserung
UPDRS III	57,24	40,74	28,8%
Bad Nauheim Motor-Scale alt	57,13	43,88	23,2%
Bad Nauheim Motor-Scale neu	84,93	61,76	37,3%

Tabelle 7. Besserung von 1171 Patienten in den Skalen in Abhängigkeit vom Hoehn-Yahr-Stadium. ADL = ADL Bad Nauheim ≤230 Punkte (Activities of Daily Living), BNMS = Bad Nauheim Motor-Scale neu

Hoehn-Yahr modifiziert	Besserung in %			
	UPDRS III	BNMS	Schwab-England	ADL
H-Y 1–1,5	47,4	27,6	3,5	1,8
H-Y 2–2,5	35,9	21,7	7,3	1,2
H-Y 3–3,5	30,2	21,3	18,9	8,7
H-Y 4–5	26,4	16,8	28,5	16,9

Motor-Scale und der UPDRS III in den motorisch besseren Gruppen, während bezüglich der Schwab-England-Skala und der ADL-Bad Nauheim-Skala eher eine Besserung in den schlechteren Hoehn-Yahr-Stadien zu erkennen war (Tabelle 7).

Diskussion

Die Bad Nauheim Motor-Scale wurde ursprünglich als Instrument entwickelt, um die Hauptbeschwerden unserer Parkinsonpatienten vor dem Beginn der Physiotherapie während des stationären Aufenthaltes in der Parkinson-Klinik Bad Nauheim einzuordnen. Erst im späteren Verlauf wurde im Rahmen eines Evaluationsprogrammes überprüft, ob sich diese Motorikskala, die von den Krankengymnasten am Anfang und am Ende der Therapie angewandt wird, auch zur Einschätzung der Besserung oder der Verschlechterung unserer Patienten eignet. Hierbei konnte nach den ersten retrospektiven Ergebnissen mit einer differenzierten Auswertbarkeit gerechnet werden. Bei den ersten 254 Patienten, die daraufhin prospektiv im Rahmen der vierarmigen Evaluation ausgewertet wurden, schien die Bad Nauheim Motor-Scale erwartungsgemäß am meisten mit dem Motorikteil der UPDRS (III) zu korrelieren, während die Skalen für die Aktivitäten des täglichen Lebens eher gegenläufig Besserung zeigten. Das Alter und/oder Geschlecht der Patienten scheint für die Prognose nach unseren Daten weit weniger wichtiger zu sein als das Krankheitsstadium.

Dies konnte in Abhängigkeit vom Hoehn-Yahr-Staging bei Unterteilung in die bessere Gruppe I–III und die schlechtere Gruppe IV–V entsprechend gezeigt werden.

Zusätzlich gibt es vorläufige Daten von 1171 Patienten der Evaluation des Jahres 1999, die aufweisen, dass eine Besserung in motorischer Hinsicht und/oder Besserung der Hoehn-Yahr-Stadien vor allem in den früheren Verläufen des Parkinson-Syndroms erreicht werden kann. In den schlechten Stadien IV und V nach Hoehn-Yahr sind häufig die motorischen Probleme schon so ausgeprägt, dass sie auch mit intensiver Physiotherapie und Feineinstellung der Medikation nicht innerhalb von 4–6 Wochen angegangen werden können.

Lediglich fluktuierende Patienten mit schwerer „On-Off"-Symptomatik, Hyperkinesen und Dystonien waren in ihrem Besserungsgrad durch die Bad Nauheim Motor-Scale zunächst nicht ausreichend zu erfassen. Bei einer Auswertung von 125 Patienten, die unter diesem schweren Krankheitsbild auf eine L-Dopa-Retardmedikation schrittweise umgestellt werden mussten, hatten wir Gelegenheit, die Faktoren für die letzte Untergruppe „Verschiedenes" der Bad Nauheim Motor-Scale entsprechend herauszufinden. Obwohl dieses Wichten retrospektiv geschah, waren die daraus gewonnenen Daten zuverlässig genug, um bei der nun folgenden prospektiven Studie mit 1171 Patienten eingesetzt werden zu können; die entsprechenden Gleichläufigkeiten zwischen der Bad Nauheim Motor-Scale und der UPDRS III sind erarbeitet worden, während es erwartungsgemäß keine parallele Besserung zwischen ADL-Skala und der Bad Nauheim Motor-Scale gab.

Da die UPDRS-Skala und die anderen medizinisch-wissenschaftlichen Skalen weniger auf die Alltagssicherheit der Patienten achten und mehr mit genereller Besserung in der Motorik zu tun haben, somit eher Auskunft über eine Optimierung der medikamentösen Therapie geben, erscheint die Bad Nauheim Motor-Scale eine sinnvolle Ergänzung zu sein, um die Richtigkeit der Zusatztherapiemaßnahmen auszuwerten [6]. Unsere Therapeuten haben sich dabei ein Schema erarbeitet, das jeweils die erste und die letzte Behandlungseinheit bei einer in der Regel dreimal wöchentlich stattfindenden Einzeltherapie für die Diagnostik mittels der Bad Nauheim Motor-Scale einplant. Der Verlust an Zeit, die somit für die gezielte Therapie eingesetzt werden kann, zahlt sich durch das Festlegen der Zielrichtung schon in der ersten Diagnostikeinheit aus. Mehr und mehr müssen wir dahin finden, Zusatztherapien beim Parkinson-Syndrom und anderen chronischen Erkrankungen des ZNS als Chance der Plastizität des Gehirns und somit Anregung zu Reparaturvorgängen zu begreifen. Dies entspricht nicht mehr dem alten Bild der Kurmedizin, die lediglich dem momentanen Wohlbefinden der Patienten, der Mobilisierung der Abwehrkräfte oder allenfalls noch der Hilfestellung für die Angehörigen diente, sondern ist ein neuer Ansatz, um die Hirnzellen zu neuen Leistungen anzuregen.

Literatur

1. Auff E, Fertel E, Schnieder P (1995) Morbus Parkinson und neurologische Rehabilitation. Wien Med Wschr 145:302–305
2. Bohannon RW (1993) Physical Rehabilitation in Neurologic Disease. Cur Opin Neurol 6:765–772
3. Comella CL, Stebbins GT, Braun-Thoms N, Goetz CG (1994) Physical Therapy in Parkinson's Disease: A Controlled Clinical Trial. Neurol 44:376–378
4. Eickhof C (1985) Zum Stellenwert der Krankengymnastik bei der Therapie Parkinsonkranker. Nervenarzt 56:703–708
5. Graunke H (2000) Parkinson-Syndrom bei orthopädischen Vor- und Begleiterkrankungen – Wird die Rehabilitation erschwert? Eine retrospektive Untersuchung der Krankheitsdaten von über 3000 Patienten. Promotionsschrift, Universität Ulm
6. Henneberg A (1998) Additional therapies in Parkinson's disease patients: useful tools for the improvement of the quality of life or senseless loss of resources? J Neurol 245:S23–S25
7. Henneberg AE, Schneidler A, Bös P, Henneberg H-J (1999) Vierarmige Evaluation des stationären Behandlungserfolges in der Parkinson-Klinik Bad Nauheim. Akt Neur 26:115
8. Henneberg AE, Schneidler A, Henneberg H-J (1999) Die Bad Nauheim Motor-Scale. Evaluation intensiver physiotherapeutischer Einwirkung auf neurophysiologischer Grundlage bei Parkinson-Patienten. In: von Wild KRH, Hömberg V, Rietz A (Hrsg.) Das schädelhirnverletzte Kind. Motorische Rehabilitation. Qualitätsmanagement. Zuckschwerdt, München, Bern, Wien, New York, S 312–313
9. Hömberg V (1993) Motortraining in Therapy of Parkinson's Disease: Neurol 43:45–46
10. Kuroda K, Tatarra K, Takatorige SF (1992) Effect of Physical Exercise on Motor Activity in Patients with Parkinson's Disease. Act Neurol Scand 86:55–59
11. Peto V, Jenkinson C, Fitzpatrick R, Greenhall R (1995) The development and validation of a short measure of functioning and well being for individuals with Parkinson's disease. Qual Life Res 4:241–258
12. Ringendahl H, Ebner A, Scholz A, Wusch-Wölfe C (1990) Nichtmedikamentöse Therapie des Morbus Parkinson. TV Neurol Psychiat 4:196–205
13. Schneider E, Messerschmidt C (1979) Parkinson-Syndrom – medikamentöse und krankengymnastische Behandlungsmöglichkeiten. Z Krankengymnastik 31:476–478
14. Spitzer M (1996) Geist im Netz. Modelle für Lernen, Denken und Handeln. Spektrum, Heidelberg, Berlin, Oxford
15 Vieregge P, Detlefsen J (1992) Krankengymnastik und Logopädie beim Parkinson-Syndrom – Eine Bestandsaufnahme. Fortschr Neurol Psychiat 60:369–374
16. Völler GW (1978) Zur krankengymnastischen Behandlung des Parkinson-Syndrom. Z Krankengymnastik 30:392–395

Sport und Morbus Parkinson – Grenzen und Möglichkeiten

A. Hendrich, G. Hölig

Bei der Parkinson'schen Krankheit werden nichtmedikamentöse Therapieverfahren zur Verbesserung von Bewegungsabläufen und der Haltungsregulation im allgemeinen unter der Überschrift „Physiotherapie beim Parkinson-Syndrom" oder „Krankengymnastische Maßnahmen" im therapeutischen Gesamtkonzept zusammengefasst. Die wissenschaftliche Aufbereitung der häufig empirisch entstandenen Anwendungen befindet sich erst im Anfangsstadium [2, 6, 15, 16].

Verordnungen zu Prophylaxe und Therapie von Sekundärfolgen von Rigor und Bradykinese (z.B. einer frozen shoulder) werden weitgehend als sinnvoll betrachtet [1, 13].

Darüber hinaus gelangen Elemente aus Behandlungskonzepten, wie sie überwiegend für zentralmotorische Erkrankungen entwickelt worden sind, in der Praxis zum Einsatz (Bobath-Therapie: Durch die Verwendung peripher-afferenter und zentraler Fazilitationsmethoden und zunehmend im therapeutischen Prozess genutzter repetitiver Elemente sowie eine wahrnehmungsorientierte Herangehensweise erfolgt die Aktivierung physiologischer Tonus- und Bewegungsmuster von zentral nach peripher. PNF: Fazilitierung von peripher nach zentral über sogenannte Muskelketten).

Zielstellung solcher Therapiekonzepte ist es, dem Zerfall von Bewegungsabläufen entgegenzuwirken und die Haltungsregulation zu fördern (Verbesserungen von Bewegungsinitialisierung, -geschwindigkeit und -amplitude, Training von Haltungsreaktionen und Schwerpunktverlagerungen). Rotation und Gegenrotation des Rumpfes, Dehnungsübungen in den einzelnen Etagen, Schulung des Lagewechsels und Verbesserungen feinmotorischer Leistungen sind weitere „traditionelle" Bestandteile der physiotherapeutischen Betreuung Parkinsonkranker [1, 3, 13, 15, 21].

Physiotherapeutische Zielstellungen bei Morbus Parkinson

- Vermeidung von Immobilisationsfolgen (Schmerzen, Kontrakturen)
- Beeinflussung von Rigor und pathologischer Körperhaltung
- Verbesserung willkürmotorischer Leistungen (Kraft, Geschwindigkeit, Reaktionszeit)
- Schulung des Lagewechsels
- Verbesserungen der Feinmotorik

- Training posturaler Funktionen
- Lateralflexion, Rotation und Dehnung der großen Gelenke und des Rumpfes
- Training autonomer Funktionen
- Verbesserung der Lebensqualität
- Verbesserung sozialer Interaktionen (Gruppentherapie)

Wo bestehen Unterschiede zwischen Sporttherapie und Krankengymnastik, wo ergänzt die Sporttherapie die bisher genannten physiotherapeutischen Konzepte?

Die Anwendung der Sporttherapie basiert auf sportwissenschaftlichen Grundlagen. Die Sporttherapie ist in der Regel medizinisch indiziert und besteht aus differenzierten, adressatenspezifischen und sportpädagogisch begründeten Therapien, welche häufig in Gruppen stattfinden.

Die Sporttherapie verwendet spezielle diagnostische Verfahren (u. a. Isokinetik, O_2-Umsatz und Laktatmessungen zur Bestimmungen der aerob-anaeroben Schwelle usw.). Eine genaue Kenntnis funktioneller und somatischer Defizite der Teilnehmer ist somit Voraussetzung der therapeutischen Inhalte und Methoden.

Ziel sporttherapeutischer Anwendungen ist es, die gesamte Persönlichkeit unter Ausnutzung vorhandener Funktionen zu fördern und Defizite zu reduzieren. Sporttherapie wirkt dabei positiv auf somatische, psychische und soziale Funktionen. Diese sind von der konkreten Zielstellung abhängig, welche aus einer vorangestellten Diagnostik abgeleitet wird.

Dabei sollen elementare Bewegungen und alltägliche Bewegungsfertigkeiten erhalten und verbessert werden. Spezielle Inhalte mit Bezug zu ADL werden z. B. mittels Sportgeräten geübt.

Sporttherapie

Zielstellungen allgemein

Erhalten und Verbessern
- Gesundheit
- Leistungsfähigkeit
- Bewältigungsstrategien
- Sozialisation
- Individuelle Lebensqualität
- Sportspezifische Fähigkeiten und Fertigkeiten

Ausgleichen und Verbessern
- Störungen und Beeinträchtigungen der psychischen *und* physischen Gesundheit

Die protektive Wirkung von regelmäßiger körperlicher Aktivität auf Mortalität (insbesondere im Bezug zu Herz-Kreislauf-Krankheiten), soziale Integration und Interaktion sowie des psychischen Wohlbefindens wurde in den letzten Jahren zunehmend besser wissenschaftlich quantifiziert. Insbesondere der Effekt von Ausdauertraining auf die Gesamtmortalität wurde mehrfach untermauert [7, 8, 10, 25].

So konnten Hakim et al. (1998) in einer 12-Jahres-Studie an 700 pensionierten Männern zwischen 61 und 81 Jahren (Nichtraucher) zeigen, dass regelmäßige, körperliche Aktivität (Walking – Vergleich einer kontinuierlichen Gehstrecke über 3,2 km mit einer Gehstrecke unter 1,6 km) zu einer Halbierung des Mortalitätsrisikos im Beobachtungszeitraum führte. Eriksson et al. (1998) zeigten an einer Untersuchung mit 2000 gesunden männlichen Probanden zwischen 40 und 60 Jahren über 7 Jahre und mit einem Nachbeobachtungszeitraum von 15 Jahren, dass auch Veränderungen der körperlichen Fitness im Verlauf umgekehrt proportional zur Mortalität sind.

Spezifische sporttherapeutische Zielstellungen sind, neben anderen, die gezielte und therapeutische Verbesserung der Kraft in krankheitsspezifisch betroffenen Muskeln und die Verbesserung der Ausdauerleistung [14, 22, 25].

Sporttherapie bei M. Parkinson

Spezifische Zielstellungen

- Optimierung des Muskelstoffwechsels und Erhalt der Muskelkraft
- Verbesserung und Ökonomisierung der Ausdauerleistung

Aus sportphysiologischer Sicht wird zur Verbesserung der Herz-Kreislauf-Funktion aerobes Ausdauertraining empfohlen [12, 14, 25].

Für Normalpersonen liegt das Intensitätsoptimum der Übungen zwischen 50 und 70% ihrer maximalen Leistungsfähigkeit bzw. ihrer maximalen Sauerstoffaufnahme. Eine Überforderung des aeroben Systems führt zur Laktacidose. Angestrebte adaptative Prozesse, insbesondere im Hinblick auf eine zelluläre Energiebereitstellung (Resynthese des ATP), sind dann ungünstiger. Eine unter alltäglichen Bedingungen oder unphysiologischen Trainingsbelastungen vermehrt bestehende anaerobe Stoffwechsellage bedeuten u. U. metabolische Nachteile für den Stoffwechsel hinsichtlich der zellulären Energiebereitstellung [11, 14, 22, 24, 25].

Unter dem Gesichtspunkt einer möglichen mitochondrialen Schädigung (Defekt von Atmungskettenenzymen) mit reduzierter Energiebereitstellung und vermehrtem Anfall von toxischen Radikalen erscheint der beschriebene Zusammenhang für Parkinsonpatienten von besonderer Bedeutung [17, 19].

Die Abschätzung der aeroben Ausdauerfähigkeit ist somit nicht nur für Normalpersonen, sondern auch für Parkinsonpatienten von Bedeutung [8].

Die Bestimmung der respiratorischen Schwelle (anaeroben Schwelle) erfolgt häufig über Blutgasanalysen (O_2-Verbrauch). Aufgrund eines erheblichen Methodenaufwandes sind hier praktisch Grenzen gesetzt.

Für Patienten und Gesundheitssportler sind Submaximaltests zur Abschätzung der Ausdauerleistung entwickelt worden. Häufig stützen sich die

Messungen auf eine Herzfrequenzbestimmung bei submaximaler, standardisierter Belastung. Eine Herzfrequenz von 180 minus Lebensalter entspricht dabei in etwa dem angestrebten Intensitätsoptimum von 50–70% der maximalen Leistungsfähigkeit. Allerdings ist letztere Methode (Herzfrequenzkorrelation) erheblich abhängig von äußeren Einflüssen und zeigt eine große Streubreite [12, 14].

Laktat ist ein natürlicher Faktor zur Festlegung der Belastungsintensität. Bei Gesunden sind Laktatwerte von 0,5 bis 1,5 mmol/l in Ruhe normal. Werte über 2 mmol/l kennzeichnen den Übergangsbereich des aeroben Systems. Bei 4 mmol/l wurde, bei umfangreich vorliegender Literatur und Messserien, die anaerob-aerobe Schwelle festgelegt (Übergangsbereich aerob-anaerob 2–4 mmol/l) [11, 12, 14, 22, 24].

Ist dieses Konzept auf Patienten mit Morbus Parkinson übertragbar?

Diese Frage ist um so bedeutsamer im Zusammenhang mit der Beobachtung, dass Betroffene mit Parkinson'scher Krankheit eine reduzierte körperliche Aktivität im Vergleich zu gleichaltrigen Normalpersonen aufweisen [8, 19].

Vergleichsuntersuchungen zeigten für Parkinsonpatienten bis zum mittleren Erkrankungsstadium ähnliche Werte der maximalen O_2-Aufnahme (als Kriterium der Ausdauerfähigkeit) wie für altersgleiche Kontrollgruppen.

Übungsprotokolle mit maximaler und submaximaler Belastung (Fahrradergometer) zeigten, dass „untrainierte“ Parkinsonpatienten eine geringere submaximale Ausdauerleistung erreichten (Herzfrequenz, O_2-Umsatz). Über einen erhöhten Laktatanstieg bei Ausdauerbelastung von Parkinsonpatienten im fortgeschrittenen Stadium wurde berichtet [23].

In verschiedenen Untersuchungen konnte dargestellt werden, dass Parkinsonpatienten mit milder oder moderater Erkrankung ihre Ausdauerleistung durch Training aufrechterhalten bzw. verbessern können. Übungen im aeroben Bereich werden deshalb, unter Berücksichtigung möglicher krankheitstypischer Gangstörungen und respiratorischer Veränderungen, empfohlen [5, 23, 26, 27].

Eigene Ergebnisse einer noch kleinen laktatgestützten Trainingsserie mit Parkinsonpatienten (Stadium I und II) zeigen, dass Patienten mit Parkinson'scher Krankheit ihre Ausdauerleistung im aeroben Bereich durch eine standardisierte Übungsbehandlung (Fahrradergometer, Walking) verbessern können (Abb. 1).

Abbildung 1 zeigt die Verbesserung der Ausdauerfähigkeit mittels Test-Retest-Vergleich bei standardisierten körperlichen Belastungen auf einem Fahrradergometer (Stufentest).

Andere Studien beschäftigten sich mit isometrischem Krafttraining (Widerstandstraining) bei Parkinsonpatienten. U.a. aus EMG-Untersuchungen (unregelmäßige Entladungsserien mit reduzierter Erregungsschwelle und pathologischer Koaktivierung) wurde ein Nutzen von isometrischem Muskeltraining (Widerstandstraining) postuliert [9, 19].

Einige Arbeitsgruppen untersuchten den Zusammenhang zwischen körperlicher Aktivität, dem L-Dopa-Plasmaspiegel und zentral-dopaminer-

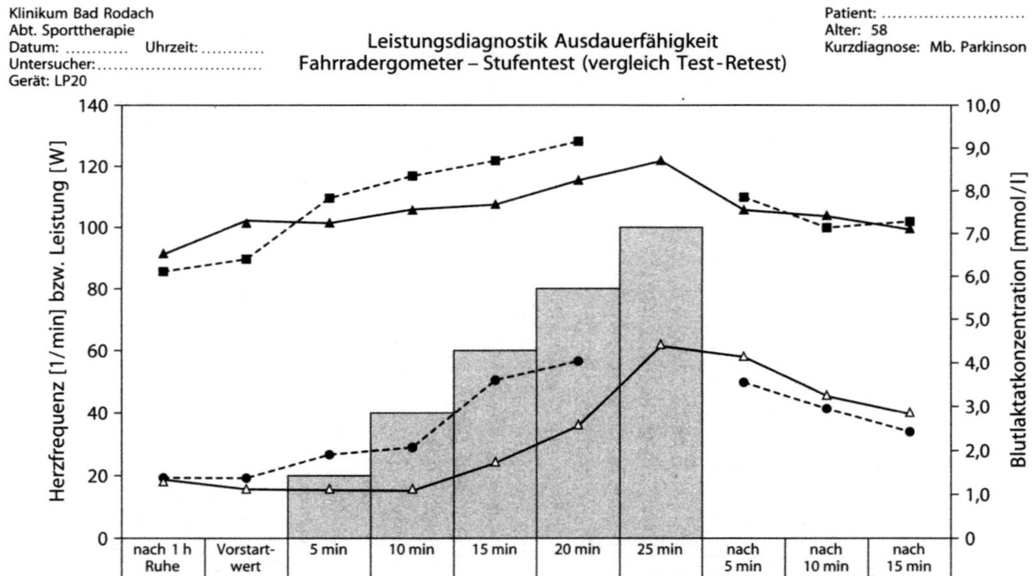

	nach 1 h Ruhe	Vorstart-wert	5 min	10 min	15 min	20 min	25 min	nach 5 min	nach 10 min	nach 15 min
Leistung	0	0	20	40	60	80	100	0	0	0
■ Hf	86	90	110	117	122	128		110	100	102
▲ Hf1	92	102	102	106	108	116	122	106	104	100
● Lac	1,40	1,37	1,90	2,07	3,58	4,04		3,55	2,94	2,41
△ Lac1	1,3	1,1	1,12	1,1	1,73	2,57	4,42	4,15	3,22	2,85

Abb. 1. Herzfrequenz und Blutlaktatkonzentration in Abhängigkeit von der erbrachten Fahrradergometerleistung zu Beginn und am Ende der stationären Rehabilitationsmaßnahme. Die Erhöhung der maximalen Leistung, die Verringerung von Herzfrequenz und Blutlaktatkonzentration bei gleicher Belastung sowie der Kurvenverlauf zeigen eine deutliche Verbesserung der aeroben Ausdauerfähigkeit

gen Effekten. Einzelne Aspekte eines möglicherweise erhöhten Dopamin-Umsatzes, eines „gesteigerten“ zentralen „Dopamin-Verbrauchs“ und einer reduzierten motorischen Kapazität werden unterschiedlich bewertet [2, 4, 20, 27].

Bezüglich des Zusammenhangs zwischen körperlicher Arbeit und dem L-Dopa-Plasmaspiegel sind die Ergebnisse nicht einheitlich [4, 20], allerdings beziehen sich die vorliegenden Arbeiten meist nur auf kleine Untersuchungsserien und kurze Untersuchungszeiträume. Während Mouradian (1987) nach intravenöser Applikation von Levo-Dopa an einer kleinen Serie keine Veränderungen des Plasmaspiegels nach standardisierter körperlicher Belastung fand, berichten andere Autoren wechselnde Zusammenhänge zwischen körperlicher Arbeit und Levo-Dopa-Plasmaspiegeln nach oraler Medikamentengabe. In kleinen Untersuchungsserien mit standardisierter körperlicher Belastung und standardisierter oraler Dopamin-Zufuhr stieg bei einem Teil tendenziell die maximale Levo-Dopa-Konzentration während körperlicher Arbeit, sie blieb bei einer anderen Gruppe unverändert und fiel wiederum in einer dritten Gruppe belastungskorreliert ab. Als Einflussfaktoren wurden eine veränderte gastrointestinale Durchblutung während körperlicher Arbeit, Modifikationen der Magen-Darm-Passage und Medikamenteninteraktionen diskutiert. Dabei beeinflusst wiederum der körperliche Fitnessgrad die Effekte einer Übungsbehandlung auf die Magen-Darm-Passage [4].

Andererseits lag auch die für den halbmaximalen motorischen Effekt nötige Dosis (EC 50) bei einigen Patienten etwas höher. In Einzelfällen kann es also sein, dass durch körperliche Aktivität die Dopamin-Resorption gefördert oder verlangsamt wird bzw. dass der Dopamin-Verbrauch mit körperlicher Aktivität etwas steigt. Individuelle Herangehensweisen im therapeutischen Gesamtkonzept (medikamentöse Behandlung, Ernährung, Ausdauertraining, Kraftübungen, Krankengymnastik, Ruhephasen) sind entsprechend den Alltagserfordernissen und einem individuellen Patientenrhythmus notwendig.

Zusammenfassung

Der Nutzen von spezifischen Zielen der Sporttherapie (Verbesserung von Kraft und Ausdauerleistungen) im Bezug auf die Mortalität der Bevölkerung kann heute als gesichert gelten. Die Anwendung der Sporttherapie basiert auf sportwissenschaftlichen Grundlagen, ist medizinisch indiziert und besteht aus differenzierten, adressaten-spezifischen und sportpädagogisch begründeten Therapien.

Laktat ist dabei ein natürlicher Faktor zur Festlegung der Belastungsintensität. Die „4 mmol/l-Schwelle“ kennzeichnet den Übergang von der überwiegend aeroben zur überwiegend anaeroben zellulären Energiebereitstellung.

Bestimmungen der Laktatkinetik im Verlauf eignen sich zur individuellen Anpassung eines optimierten Ausdauertrainings im aeroben Bereich.

Weitere Variablen (Verbesserung der sozialen Interaktion und Integration, subjektives Wohlbefinden durch gesteigerte körperliche Leistungsfähigkeit, verbesserte ADL) sind ergänzende Zielstellungen der Sporttherapie.

Patienten mit Morbus Parkinson zeigen krankenspezifisch eine reduzierte körperliche Aktivität.

Entsprechend der vorliegenden Literatur kann davon ausgegangen werden, dass moderne sportwissenschaftliche Konzepte zur Verbesserung der Kraft/Ausdauerleistung auf Parkinsonpatienten im leichten und im mittleren Stadium übertragen werden können. Spezifische sporttherapeutische Anwendungen (Walking, Ergometertraining, Laufbandtraining, verschiedene Formen der Gruppentherapie, Bewegungstraining im Thermalbad, gezielter Muskelaufbau mit sporttherapeutischen Methoden) erscheinen dabei als sinnvolle Ergänzungen traditioneller krankengymnastischer Konzepte. Ein eigenes Untersuchungsprotokoll mit standardisierter Übungsbelastung und Darstellung der Laktatkinetik in Korrelation mit der Herzfrequenz erwies sich in Voruntersuchungen auch bei Patienten mit Parkinson'scher Krankheit (Stadium I, II) als brauchbar für eine optimierte Steuerung der Übungsbehandlung im aeroben Bereich.

Besonderheiten der Parkinson'schen Krankheit (Einnahmeintervalle der dopaminergen Medikation, motorische Schwankungen, Gangstörungen, Gleichgewichtsstörungen, die Dopamin-Resorption und die Interaktion mit weiteren Faktoren, wie z. B. der Ernährung) müssen im Gesamtkonzept der Behandlung berücksichtigt werden.

Literatur

1. Auff E, Fertl E, Schnider P (1995) Morbus Parkinson und neurologische Rehabilitation. WMW Themenheft „Morbus Parkinson", M 13:302–305
2. Birkmayer W, Riederer P (1985) Die Parkinson-Krankheit. Springer, Wien New York, S 176–179
3. Bohannon RW (1993) Physical rehabilitation in neurologic diseases. Curr Opin Neurol 6:765–772
4. Carter JH, Nutt JG, Woodward WR (1992) The effect of exercise on levodopa absorption. Neurology 42:2042–2045
5. Canning CG, Alison JA, Allen NE, Groeller H (1997) Parkinson's Disease: An Investigation of Exercie Capacity, Respiratory Function, and Gait. Arch Phys Med Rehabil 78:199–207
6. Conrad B, Ceballos-Baumann, AO (1996) Bewegungsstörungen in der Neurologie. Thieme, Stuttgart
7. Erikssen G, Liestol K, Jorgen B, Thaulow E, Sandvik L, Erikssen J (1998) Changes in physical fitness and changes in mortality. The Lancet 352:759–762
8. Fertl E, Doppelbauer A, Auff E (1993) Physical activity and sports in patients suffering from Parkinson's disease in comparison with healthy seniors. J Neural Trans 5:157–61
9. Glendinning DS, Enoka RM (1994) Motor Unit Behaviour in Parkinson's Disease. Physical Therapy 74:61–70

10. Hakim AA, Petrovitch H, Burchfiel CM, Ross GW, Rodriguez BL, White LR, Yano K, Curb D, Abbott RD (1998) Effects of Walking on Mortality among Nonsmoking Retired Men. The New England Journal of Medicine 338, 2:94–99
11. Heck H, Börnert F, Müller T, Hollmann W (1989) Laktatkinetik bei konstanter und stufenförmig anseigender Belastung auf dem Fahradergometer. In: Bönig D et al (Hrsg) Sport – Rettung oder Risiko für die Gesundheit? 31. Deutscher Sportärztekongreß Hannover 1988. Deutscher Ärzteverlag, Köln, S 372–379
12. Held T, Kummer R, Marti B (1997) Herzfrequenz, Blutlaktatkonzentration und subjektives Belastungsempfinden bei submaximaler Laufbelastung: neue Nomogramme zur Abschätzung des Dauerleistungsvermögens. Schweiz Med Wochenschrif 127:978–987
13. Hömberg V (1993) Motor training in the therapy of Parkinson's disease. Neurology 43:45–46
14. Jones N (1985) Normal standards for an incremental progressive cycle ergometer test. Am Rev Respir Dis 131:700–708
15. Kuhn W, Müller T (1998) Morbus Parkinson – Medikamentöse Therapie, diagnostische und klinische Grundlagen. Thieme, Stuttgart, S 67
16. Kuhn W, Müller T (1997) Therapie des Morbus Parkinson. Teil 1: Standardtherapie motorischer und nicht motorischer Symptome. Fortschritte der Neurolgie/Psychiatrie 8
17. Lang AE, Lozano AM (1998) Parkinson's Disease, First of Two Parts. The New England Journal of Medicine, October 8, 1998:1044–1052
18. Lang AE, Lozano AM (1998) Parkinson's Disease, Second of Two Parts. The New England Journal of Medicine, October 15, 1998:1130–1143
19. Landin S, Hagenfeldt L, Saltin B, Wahren J (1974) Muscle metabolism during exercise in patients with Parkinson's disease. Clin Sci Mol Med, 47:493–506
20. Mouradian MM, Juncos JL, Serrati C et al (1987) Exercise and the antiparkisnonian response to levodopa. Clin Neuropharmacol 10:351–355
21. Mutch WJ, Strudwick A, Roy SK, Downie AW (1986) Parkinson's disease: disability, review, and management. Br Med J 293:675–677
22. Neumann G (1994) Laktatanalysen und Trainingssteuerung auch in der Therapie? In: Zichner L, Engelhardt M, Freiwald J (Hrsg) Die Muskulatur – Sensibles, integratives und meßbares Organ. Ciba-Geigy, Wehr, S 153–166
23. Protas EJ, Stanley RK, Jankovic J, MacNeill B (1996) Cardiovascular and Metabolic Responses to Upper- and Lower-Extremity Exercise in Men With Idiopathic Parkinson's Disease. Physical Therapy 76:34–40
24. Schulz H, Müller F, Kirkamm C, Fromme A, Heck H (1998) Die Trainingslaktatkonzentration bei Laufanfängern. Z Gesundheitssport und Sporttherapie 3:76–80
25. Strauzenberg SE, Gürtler H, Hannemann D, Tittel K (Hrsg) (1990) Sportmedizin. Barth, Leipzig
26. Viliani T, Pasquetti P, Magnolfi S, Lia Lunardelli M, Giorgi C, Serra P, Taiti PG (1999) Effects of physical training on straightening-up processes in patients with Parkinson's disease. Disability and Rehabilitation No 2, 21:68–73
27. Ziv I, Avraham M, Michaelov Y, Djaldetti R, Dressler R, Zoldan J, Melamed E (1998) Enhanced fatigue during motor performance in patients with Parkinson's disease. Neurology 51:1583–1586

Schulungsprogramm für Parkinsonpatienten und deren Angehörige in der Fachklinik Ichenhausen

J. Durner

Patienten mit chronisch-progredienten neurologischen Erkrankungen, z. B. Morbus Parkinson, Multiple Sklerose oder Muskeldystrophien, sind außerhalb der Klinik, im alltäglichen Leben, weitgehend auf sich selbst gestellt bzw. auf die Hilfe der Angehörigen angewiesen. Die Patienten benötigen neben medikamentöser Therapie auch ambulant Krankengymnastik, Ergotherapie, Massagen und evtl. Logopädie und Psychotherapie. Auf der anderen Seite soll der Patient möglichst ein „völlig normales Leben" innerhalb seines sozialen Umfeldes (Familie, Beruf etc.) führen. Dies ist unter zwei Gesichtspunkten nicht zu realisieren. Zum einen stellt es einen enormen Zeitaufwand dar, verschiedene Therapeuten an verschiedenen Standorten regelmäßig zu besuchen, zum anderen haben die aktuellen Änderungen im Gesundheitssystem dazu geführt, dass dem Patienten nur schwerlich derartige Rezepte ausgestellt werden. Daraus folgt, dass die Patienten nach dem stationären Rehabilitationsaufenthalt mit einem einfachen Heimtrainingsprogramm versorgt werden müssen, das, evtl. auch unter Mithilfe der Angehörigen, zu Hause durchgeführt werden kann [1].

Ein weiteres Problem stellt das oft begrenzte Wissen unserer Patienten über ihre Erkrankung dar. Gerade in den letzten Jahren hat der wissenschaftliche Fortschritt bei Morbus Parkinson viele neue Therapiemöglichkeiten gebracht mit neuen und potenteren Medikamenten und neuen Erkenntnissen über den Krankheitsverlauf. Um so schwieriger ist heute eine adäquate Therapie unserer Patienten. Eigentlich ist eine medikamentöse Einstellung der Patienten ohne deren Mitwirkung und ohne ein Grundwissen über Wirkungen, Nebenwirkungen und Darreichungsformen ihrer Medikamente nicht möglich.

Daher wurde ein strukturiertes Schulungsprogramm entwickelt, das den Patienten zusätzlich zu den üblichen physikalischen Rehabilitationsmaßnahmen angeboten wird. Auch Angehörige können an diesem Schulungsprogramm teilnehmen [2–5].

Patientenschulung

Das Schulungsprogramm setzt sich aus 8 Unterrichtsmodulen zusammen (Medizin, Krankengymnastik, Ergotherapie, Pflege, Psychologie, Logopädie, Soziale Aspekte, Diätberatung). Die verschiedenen Module werden von einem interdisziplinären Team, bestehend aus Ärzten, Krankengymnasten etc., durchgeführt (45–60 min/Modul).

Modul 1: Medizinische Aspekte

In diesem Modul werden die Patienten über die Krankheitszeichen und Symptome bei Morbus Parkinson, die diagnostischen Möglichkeiten und Erfordernisse sowie den klinischen Verlauf der Erkrankung unterrichtet. Ein wichtiger Bestandteil des Moduls ist die Diskussion von Wirkungen und Nebenwirkungen der verschiedenen medikamentösen Therapieformen. Dabei müssen zum Teil auch elementare Verhaltensweisen der Patienten erörtert werden (z. B. Einnahme von L-Dopa und eiweißreicher Kost). Die Nebenwirkungen der Medikation, z. B. auf den Augeninnendruck, auf die Miktion, medikamentös indizierte Verwirrtheitszustände oder Halluzinationen sowie Libidoveränderungen sind Themen, die mit den Patienten diskutiert werden. Auch Angehörige müssen in diesen Aufklärungsprozess einbezogen werden, da gerade die oben erwähnten letzten beiden Punkte eine partnerschaftliche Beziehung schwer beeinträchtigen können.

Modul 2: Physiotherapie

In diesem Modul wird die Bedeutung der regelmäßigen körperlichen Aktivitäten hervorgehoben, auch in Hinblick darauf, dass nach Entlassung aus der Rehabilitationseinrichtung auch zu Hause im Rahmen eines **Heimtrainingsprogrammes** weiterhin regelmäßig **Krankengymnastik** durchgeführt werden sollte. Dabei wird die Wichtigkeit dieser Heimtrainingsprogramme hervorgehoben. Gleichzeitig wird mit Patienten und Angehörigen eine eventuelle Hilfsmittelversorgung durchgesprochen. Auch die Möglichkeit von Entspannungstechniken (z. B. Autogenes Training nach Jacobsen) wird erörtert.

Modul 3: Ergotherapie

Hier steht im Vordergrund, den Patienten im Hinblick auf die funktionelle Therapie der oberen Extremitäten ein Heimtrainingsprogramm zu vermitteln. Wichtiger Bestandteil des Ergotherapieprogrammes ist auch ein ADL-Training in der Gruppe mit bewusstem Provozieren von für Parkinsonpatienten kritischen Situationen im Lebensalltag. Auch in der Ergotherapie wird mit Patient und Angehörigen die mögliche Hilfsmittelversorgung besprochen.

Modul 4: Pflegerische Probleme

Gerade für Angehörige von schwer betroffenen Patienten ist dieses Modul sehr hilfreich, da häufig nach der Entlassung aus der Fachklinik der pflegerische Bereich völlig durch die Angehörigen abgedeckt werden muss. Es werden in diesem Modul Lagerungs- und Transferprobleme besprochen und entsprechende Techniken erprobt, es erfolgt eine Inkontinenzberatung sowie eine Anleitung bei der Medikamenteneinnahme.

Modul 5: Sprach-, Sprech- und Schluckstörungen

Bei PSP-Patienten häufig bestehende Aphonien stellen für unsere Patienten ebenfalls eine deutliche soziale Beeinträchtigung dar. Daher werden in diesem Modul Lösungsvorschläge erarbeitet (z. B. entsprechende Atemtechniken, Kommunikation über ein Sprechboard).

Patienten mit Multisystematrophie und schweren Schluckstörungen werden über entsprechende Kostformen (z. B. Breikost, Flüssigkeitsgabe über Schnabelbecher oder Strohhalm etc.) aufgeklärt [6]. Angehörige von Patienten mit Ernährungssonden werden in der Pumpenbedienung angeleitet sowie darauf hingewiesen, dass die Medikamenteneinnahme über die Magensonde teilweise in veränderter Form stattfinden muss.

Modul 6: Neuropsychologie

Dieses Modul stellt einen relativ problematischen Teil des Schulungsprogrammes dar. Die Auseinandersetzung mit kognitiven Defiziten fällt erfahrungsgemäß sowohl dem Patienten als auch den Angehörigen schwer. Insbesondere bei den Angehörigen muss das Verständnis für derartige Defizite geweckt werden. Ein ebenso heikler Punkt ist die Diskussion über eine mögliche Fahruntauglichkeit beim Fahren eines PKWs.

In diesem Modul finden häufige Diskussionen über physische und psychische Aspekte sexueller Probleme statt. Dabei kann in der Gruppe häufig nur oberflächlich auf entsprechende Probleme Bezug genommen werden. Diese müssen dann in einem Partnergespräch in der Einzeltherapie weiter verfolgt werden.

Modul 7: Ernährung und Diäten bei Morbus Parkinson

Dieses Thema wird häufig von unseren Patienten angesprochen. Wir weisen im wesentlichen auf die gesunde Ernährung hin, der Schwerpunkt dieses Moduls liegt auf der Erläuterung der Tabletteneinnahme im korrekten zeitlichen Abstand zum Essen.

Modul 8: Soziale Aspekte

Allgemein ist bekannt und anerkannt, dass bei Morbus Parkinson neben der medikamentösen und physikalischen Therapie der Krankheitsverlauf ganz entscheidend von einem sozial intakten Umfeld beeinflusst wird. Es muss daher unsere Aufgabe in der Rehabilitation sein, auch diesen Bereich kompetent abzudecken. Hier müssen in Zusammenarbeit mit den Angehörigen die Voraussetzungen geschaffen werden, dass der Patient nach seinem stationären Aufenthalt in eine möglichst stabile soziale Situation entlassen wird. Daher sind z. B. Beratungen bezüglich des Arbeitsplatzes oder eines Behindertenausweises erforderlich und die Themen Berentung, Pflegeversicherung und Kontaktaufnahme mit der Sozialstation wichtige Diskussionspunkte. Auch die Vermittlung der Patienten in eine Selbsthilfegruppe der Deutschen Parkinsonvereinigung ist hier eine wichtige Aufgabe.

■ Diskussion

Alle hier aufgezählten Aspekte mit der damit verbundenen Problematik, die wir in verschiedene Modulformen untergliedern, sind im Grunde den niedergelassenen Kollegen, die Patienten mit chronischen Erkrankungen behandeln, bekannt. Häufig fehlt aber eine gezielte Information von Patienten und Angehörigen über derartige Probleme, die dem Hausarzt die Führung des Patienten erleichtert.

Seit langem existieren in der Inneren Medizin Schulungsprogramme für ähnliche chronische Erkrankungen (Diabetologie, Rheumatologie) [5], und sie haben dort zu einer deutlichen Verbesserung der Versorgungssituation geführt. Es ist heute selbstverständlich, dass ein junger Diabetiker über die notwendige Gabe seiner Insulindosis Bescheid weiß und diese selbstständig durchführen kann. Genauso sollte auch ein Parkinsonpatient beurteilen können, wie er seine Medikamente einnimmt und wann er in speziellen Situationen seine Medikamente entsprechend anpassen muss.

In der Inneren Medizin wurden derartige Schulungsprogramme auch statistisch evaluiert und werden als erfolgreich eingeschätzt. In der Diabetologie und der Rheumatologie gibt es hierfür auch standardisierte Schulungsprogramme, die in den verschiedenen Spezialkliniken weitgehend einheitlich angewandt werden.

Wünschenswert wäre es, dass auch in der Neurologie ein standardisiertes Schulungsprogramm für Parkinsonpatienten erarbeitet wird, das dann in den entsprechenden Spezialabteilungen oder Spezialkliniken – soweit einheitlich – den Patienten angeboten wird.

Literatur

1. Oztürk Y, Soy D, Oztürk M, Altunkaynak Y, Sozmen V (1996) Quality of life one year after stroke. European Journal of Neurology (suppl) 2:99
2. Freemann J, Langdon D, Hobart J, Thompson A (1996) The impact of rehabilitation on disability and handicap in progressive multiple sclerosis: a randomized controlled trial. European Journal of Neurology (suppl) 2:15
3. Mertin J (1994) Rehabilitation in multiple sclerosis. Ann Neurol (suppl) 36:130–133
4. Durner J, Merz P, Mertin J (1996) 6. Rehabilitationswissenschaftliches Kolloquium. DRV-Schriften
5. Josenhaus J, Ehlebracht-König I, Langer HE (1995) 5. Rehabilitationswissenschaftliches Kolloquium. DRV-Schriften
6. Lesser R (1996) Management and rehabilitation of dysphasia. European Journal of Neurology (suppl) 2:12

Sozial- und Reha-Beratung von Parkinsonkranken

R. von Bormann

Die Sozial- und Reha-Beratung umfasst alle Maßnahmen, die im Einzelfall notwendig und geeignet sind, dem Parkinsonkranken zu helfen, die Folgen seiner Behinderung zu überwinden oder besser und leichter zu ertragen. Die Sozialberatung greift ein, wenn Patienten persönliche und soziale Probleme wegen ihrer Erkrankung oder Behinderung haben und wenn sie Auswirkungen auf ihr Leben und das Leben ihrer Angehörigen nicht mehr ohne fremde Hilfe bewältigen können.

Aufgabe der Rehabilitationsberatung ist es, im konkreten Einzelfall den Rehabilitationsbedarf und die Rehabilitationsmöglichkeiten des Parkinsonkranken zu ermitteln, Leistungen der Sozialleistungsträger zu veranlassen und die Koordinierung der verschiedenen Behandlungsmaßnahmen im Sinne einer nahtlosen und zügigen Rehabilitation zu übernehmen.

Ziel der Sozial- und Reha-Beratung ist die soziale und berufliche Rehabilitation. Ausgehend von dem dreistufigen Behinderungsbegriff der WHO bedeutet dies, dass zunächst die bestehende Schädigung festgestellt wird.

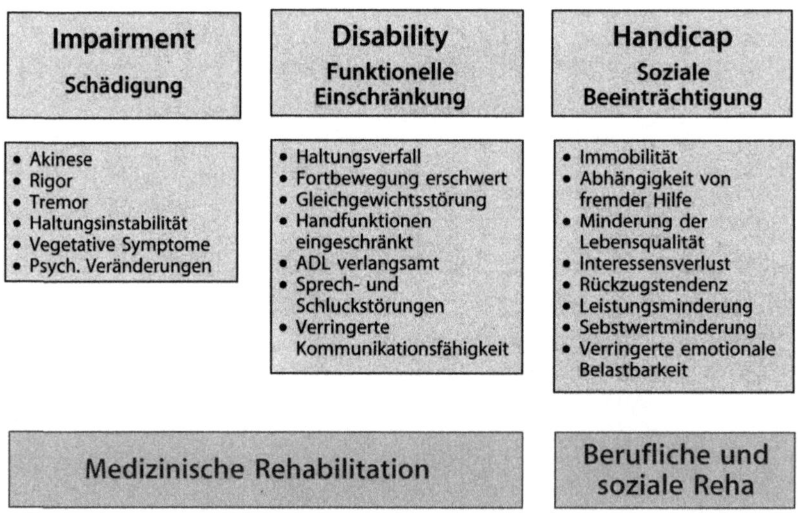

Abb. 1. Soziale Beeinträchtigung und deren Folgen

Die dadurch hervorgerufenen individuellen Fähigkeitsstörungen werden beschrieben, und die hierdurch bedingten sozialen Beeinträchtigungen werden abgeschätzt und bewertet. Gegenstand der Beratung sind die sozialen Beeinträchtigungen und deren Folgen auf die Lebenssituation der Parkinsonkranken (Abb. 1).

Daraus ergeben sich auch die verschiedenen, meist globalen Rehabilitationsziele, die z.T. hierarchisch aufeinander aufbauen. Ein solcher hierarchischer Aufbau von Rehabilitationszielen bzw. Zwischenzielen findet sich auch in den Eingangs- und Abschlusskriterien im Phasenmodell der neurologischen Rehabilitation (Abb. 2).

Die Aufgaben für die Sozial- und Reha-Beratung ergeben sich aus den Zielen der Reha-Phasen E und F, explizit sind dies die Problemfelder der Parkisonkranken.

So vielfältig wie das Krankheitsgeschehen bei Parkinson sind auch die Auswirkungen und Probleme, die das Leben des Parkisonkranken beeinträchtigen. Sie bestimmen das künftige Leben und die Perspektiven des Betroffenen nach der Diagnose dieser unheilbaren Krankheit.

Die Probleme wirken auch ein auf das soziale Umfeld, auf Partner, Familie, Freunde, Bekannte und Kollegen. In welchem Maße die Lebenssituation der Bezugspersonen beeinflusst und verändert wird, hängt von den Beeinträchtigungen ab, die durch die Erkrankung entstehen und von den bestehenden Beziehungsstrukturen. Es geht dabei um Situationen, die alle Lebensperioden betreffen.

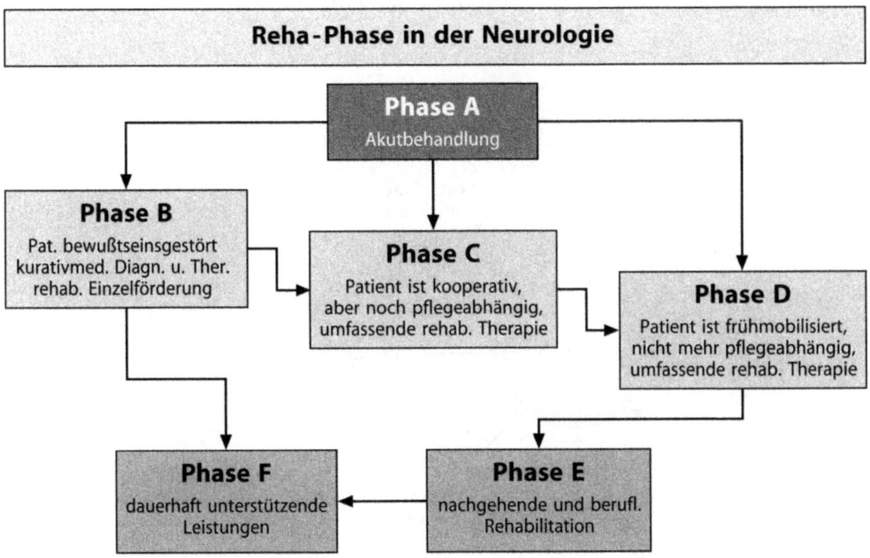

Abb. 2. Phasenmodell der neurologischen Rehabilitation

Die Alltagsprobleme verteilen sich auf alle Bereiche des Lebens (Abb. 3):

- Durch krankheitsbedingte Fehlzeiten und Leistungsminderung bringen die Probleme des **Berufslebens** für den berufstätigen Parkinsonkranken die größte Unsicherheit und Angst.
- Der Parkinsonkranke muss sich in aller Regel mit einem sinkenden Lebensstandard abfinden. Er sieht sich in einer Gesellschaft, die **wirtschaftliche Unabhängigkeit**, volle Arbeitskraft und finanzielle Potenz hoch bewertet, besonders benachteiligt. Er leidet unter der Verschlechterung seiner finanziellen Situation und der Angst, in eine Notlage zu geraten.
- Auch bei Tätigkeiten, die nicht anstrengende physische Leistungen voraussetzen, bleibt die **Mobilität**, die Möglichkeit sich bewegen zu können, für den Parkinsonkranken von entscheidender Bedeutung.
- Störung des Sprachzentrums, Seh- und Schreibstörungen, Verlust der wichtigsten Ausdrucksmöglichkeiten führen nicht nur zur **Kommunikationsverarmung**, sondern direkt in die Verzweiflung.
- Die **Pflege** in einer Situation, die selten Besserung verspricht, bringt den Kranken in eine Abhängigkeit, ohne die es für ihn nicht möglich wäre weiterzuleben.
- Die unzureichende **Wohnungsversorgung** ist für chronisch Kranke, wenn sie behindert sind, ein zentrales Problem.
- Bezüglich der **Sexualität** zeigt sich in der Partnerschaft Verunsicherung durch zu geringe Rücksichtnahme oder auch gegensätzlich durch zu viel Schonung. Hemmungen im Sexualverhalten, eine unbefriedigende Beziehung, vermindern die Lebensqualität.
- Die Lebensfreude geht verloren, wenn Freunde ihre **Freizeit** nicht mehr mit den Behinderten teilen wollen oder können.

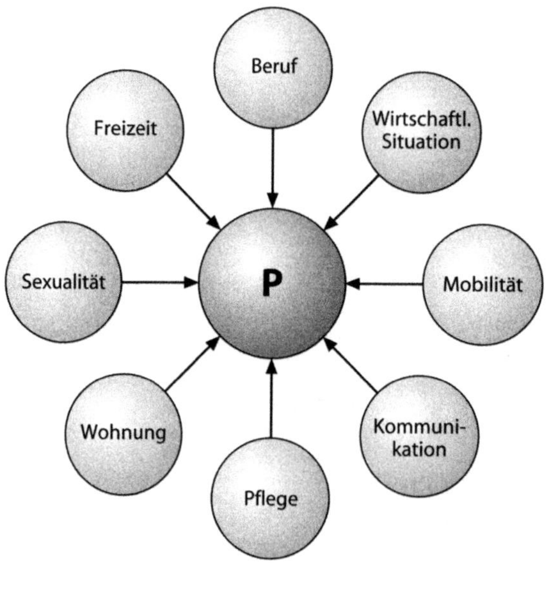

Abb. 3. Der Parkinsonkranke und seine Problemfelder im Alltag

Aufgabe der Sozial- und Reha-Beratung ist es, die Parkinsonkranken und ihre Angehörigen zu unterstützen, neue Lebenskonzepte zu formulieren, durch Normalisierung des familiären Alltags und durch Stärkung der individuellen Bewältigungskonzepte Lebensqualität zu erzeugen. Lebensqualität ist allerdings nicht direkt beobachtbar, sondern nur erschließbar aus verschiedenen Komponenten. Lebensqualität ist daher immer vor dem Hintergrund der familiären und sozialen Beziehungen zu sehen, sie erfordert eine Darstellung individuell unterschiedlicher Wertung von Aspekten der Lebensqualität des Einzelnen. Es ist die Frage nach der individuellen Lebenszufriedenheit, nach der individuellen psychischen, physischen, emotionalen und sozialen Leistungsfähigkeit.

Ein Parkinsonkranker, der vor seiner Erkrankung gerne und viel gelesen hat, wird die Einschränkung seiner Beweglichkeit leichter ertragen als jemand, dessen Hobby das Wandern und Bergsteigen war.

Für den Parkinsonkranken bedeutet Kranksein, mit dauerhaften Gesundheitsproblemen bzw. mit dauerhaften Abbauerscheinungen im Bereich der Fähigkeiten konfrontiert zu sein. Morbus Parkinson erhält daher als Krankheit eine fatalistische Komponente für den Betroffenen und seine Angehörigen. Für die soziale Beratung ist es daher wichtig, nicht die Krankheit in das Zentrum der Beratung als schicksalhaft gegebene, unveränderliche Größe zu stellen, denn dies würde Hilflosigkeit bei den Betroffenen auslösen. Im Zentrum der Beratung müssen die Folgen, die durch die Erkrankung verursacht wurden, stehen, denn diese ermöglichen Maßnahmen zur Umstellung der Lebensweise, zur Bearbeitung und Lösung von konkret praktischen Lebensproblemen. Auch Behinderungen können im Verständnis nie allein aus der betroffenen Person beschrieben oder erklärt werden. Der Anteil der jeweiligen Umweltbedingungen gehört gleichwertig und gleichgewichtig dazu. Behindernde Bedingungen lassen sich nicht nur im Bewegungsapparat des Patienten selbst ausmachen, sondern behindernde Bedingungen finden sich möglicherweise auch in seiner Umwelt. Erst das Zusammenspiel macht den Grad und die Besonderheit aus. Die Einschränkung der Beweglichkeit ist nicht nur von dem Grad der Funktionseinschränkungen abhängig, sondern auch von der Gestaltung der Umgebung. Das Vorhandensein von Aufzügen, Rampen, einem behindertengerechten Bad usw. kann die Beweglichkeit des Patienten wesentlich erleichtern. Therapiert werden, d.h. verändert werden, können beispielsweise nicht nur die Symptome einer Krankheit oder Behinderung, verändert werden können ebenso gut auch die Umweltbedingungen der jeweiligen Patienten.

Ein zentrales Anliegen der sozialen Rehabilitation ist es, dem Patienten zu helfen, behindernde Bedingungen durchschaubar zu machen, sie zu beseitigen und förderliche Bedingungen zu erkennen und sie aktiv nutzen zu lernen, denn: Eine umfassende Rehabilitation als aktive Lebensform mit Anpassung an die Behinderung ist die wichtigste Therapieform für Parkinsonkranke. Hier hilft die Sozial- und Reha-Beratung:

- Sie leistet Hilfe beim Abbau psychosozialer Belastungen und stärkt die Ressourcen zur Krankheitsbewältigung,
- sie unterstützt die individuelle und gesamtfamiliäre Krankheitsverarbeitung,
- sie gibt Anregungen für eine bedürfnisnahe Freizeitgestaltung,
- sie berät und unterstützt die Angehörigen,
- sie informiert über die Zuständigkeiten von Behörden und anderen Leistungsträgern der psychosozialen Versorgung und gibt praktische Hilfe im Umgang mit diesen Ämtern,
- sie klärt über gesetzliche Regelungen zur Finanzierung von medizinischen Heil- und Hilfsmitteln auf und hilft bei der Beantragung dieser Hilfsmittel,
- sie gibt Auskunft über ambulante und stationäre Behandlungsmöglichkeiten, deren Voraussetzungen, Zielsetzungen und Vorgehensweisen,
- sie vermittelt und leitet medizinische und berufliche Rehabilitation ein,
- sie regelt Wohnungswechsel und Heimunterbringung.

Ein Sozial- und Reha-Berater, der sich um die vielfältigen Probleme des Parkinsonkranken bemüht, den Patienten und seine Angehörigen begleitet in vielerlei schwierigen Situationen, weiß, dass er eine Heilung des Grundprozesses nicht erreichen kann. Er weiß aber, dass durch vielfältige Hilfen die Prognose verbessert und die Lebensqualität des Parkinsonkranken und dessen Angehöriger gesteigert werden kann (Abb. 4).

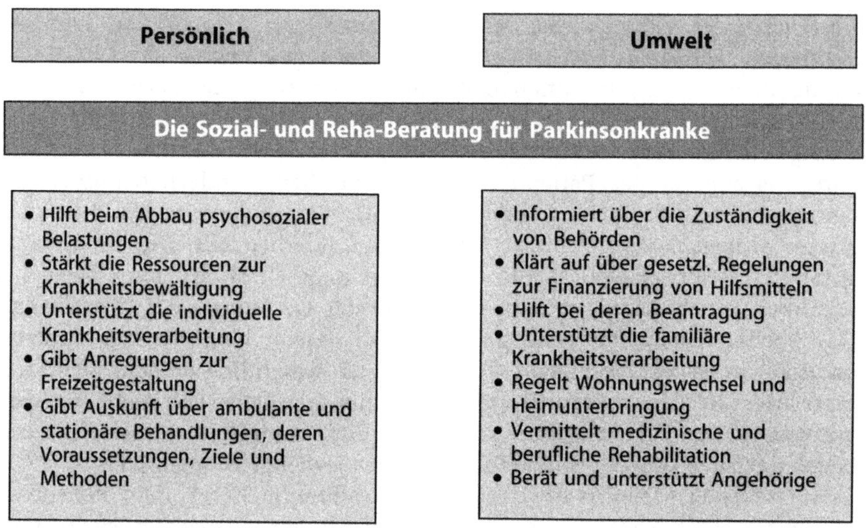

Abb. 4. Bewältigungskonzepte

Therapiekosten (Minimaltherapie/Übertherapie)

U. Polzer

Einleitung

In einer Zeit, wo die Ressourcen immer knapper werden, es zu einer Einfrierung der Arzneimitteletats kommt und einem Nervenarzt im Durchschnitt nur 200,00 DM für einen Rentner und 90,00 DM für einen Versicherten sowie deren Familienangehörigen pro Quartal zur Verfügung stehen, erscheint es notwendig, sich mit den medikamentösen Therapiekosten auseinanderzusetzen, die Parkinsonpatienten hervorrufen. Insbesondere wenn man berücksichtigt, dass der Verlauf der Parkinson'schen Erkrankung progredient ist und eine hohe Prävalenz mit dem Alter zunehmend aufweist (über 60-Jährige: Prävalenz von 1%; über 80-Jährige 3% [3]). Dies lässt eine hohe sozioökonomische Belastung durch die Erkrankung vermuten.

Dodel et al. (1997) analysierten die Medikamentenkosten der Parkinsonmedikation von 40 ambulant behandelten Patienten mit einem idiopathischen Morbus Parkinson. Die Medikamentenkosten wurden nach den Apothekenabgabepreisen gemäß der Roten Liste von 1995 ermittelt.

Er stellte fest, dass die Kosten abhängig vom Hoehn-und-Yahr-Stadium (Hoehn-und-Yahr-Stadium 1 im Mittel: 2770 DM/Jahr, Hoehn-und-Yahr-Stadium 5 im Mittel: 13610 DM/Jahr) sind und dass das Auftreten von Fluktuationen und Dyskinesien die Therapie erheblich verteuerte.

Patienten ohne Fluktuationen verursachten im Mittel 2440,00 DM Jahres-Therapiekosten, mit Fluktuationen im Mittel 7410,00 DM.

Da mittlerweile eine Reihe neuer Medikamente zur Behandlung des M. Parkinson auf dem Arzneimittelmarkt eingeführt wurde, erscheint eine aktuelle Ermittlung der Therapiekosten, die Antiparkinson-Medikamente verursachen, notwendig.

Die prospektiv ermittelten Therapiekosten aller Parkinsonpatienten, die im Februar 1999 aus unserer Abteilung entlassen wurden, wurden auf ein Jahr hochgerechnet.

Methoden

Es wurden 31 Parkinsonpatienten, 17 Männer, 14 Frauen, erfasst, das Durchschnittsalter betrug 68,3 Jahre, die mittlere Erkrankungsdauer 8,77 Jahre und das mittlere Hoehn-und-Yahr-Stadium lag bei 2,5. Alle 31 Patienten erhielten einen Dopaminagonisten, davon 29 zusätzlich L-Dopa. Weiterhin bekamen 5 Patienten Entacapon, 11 Budipin, 8 Selegelin, 16 Amantadin und 2 ein Anticholinergikum. Unter Wirkungsschwankungen und Dyskinesien litten 8 der 31 Patienten.

Ergebnisse

Die medikamentöse Behandlung in unserer Abteilung weist, sofern möglich eine moderate L-Dopa-Dosis auf (im Mittel 390 mg L-Dopa/Patient/Tag) und frühzeitig, z.T. in Monotherapie, erfolgt die Behandlung mit einem Dopaminagonisten.

Zusätzliche Antiparkinson-Medikamente wurden zurückhaltend verordnet bzw. bei speziellen Indikationen, wie z.B. Tremor. Es wurde versucht, Patienten mit Fluktuationen bzw. Dyskinesien hochdosiert mit einem Dopaminagonisten (z.T. oberhalb der zugelassenen Dosierung) und niedriger L-Dopa-Dosis zu behandeln.

Entsprechend diesen beschriebenen internen Therapierichtlinien verursachen die untersuchten 31 Patienten Therapiekosten in Höhe von 413 803,95 DM/Jahr, jeder Patient im Durchschnitt 13 348,00 DM. Zur Berechnung der Medikamentenkosten wurden die Apothekenabgabepreise gemäß der Roten Liste von 1999 herangezogen, für die jeweils größte verfügbare Packung, die ambulant verordnet werden kann.

Bei einer genaueren Analyse der Daten zeigt sich folgendes Bild: Die Medikamentenkosten sind abhängig vom Alter (Abb. 1). Die höchsten Medikamentenkosten verursachen die Patienten zwischen dem 45. und 65. Lebensjahr mit 17 649,00 DM/Jahr. Mit zunehmendem Alter nehmen die Medikamentenkosten leicht ab. Die über 75-Jährigen verbrauchen im Durchschnitt für 10 227,00 DM Antiparkinson-Medikamente pro Jahr.

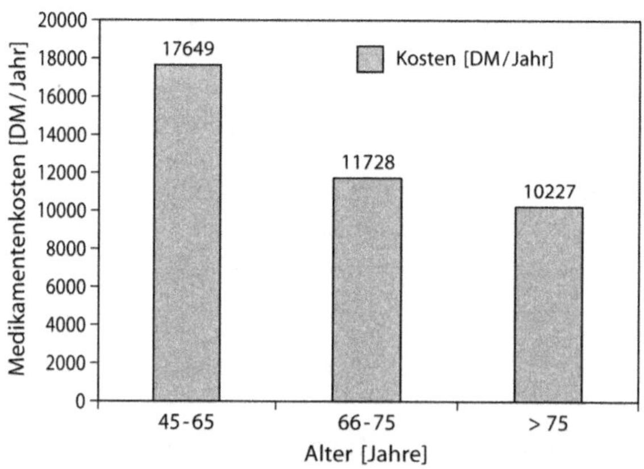

Abb. 1. Durchschnittliche Medikamentenkosten pro Patient pro Jahr in Abhängigkeit vom Alter

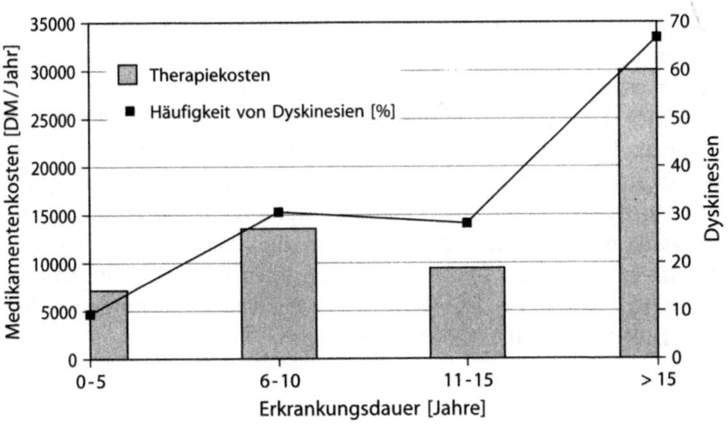

Abb. 2. Durchschnittliche Medikamentenkosten pro Jahr, pro Patient und Häufigkeit von Dyskinesien in Abhängigkeit von der Erkrankungsdauer

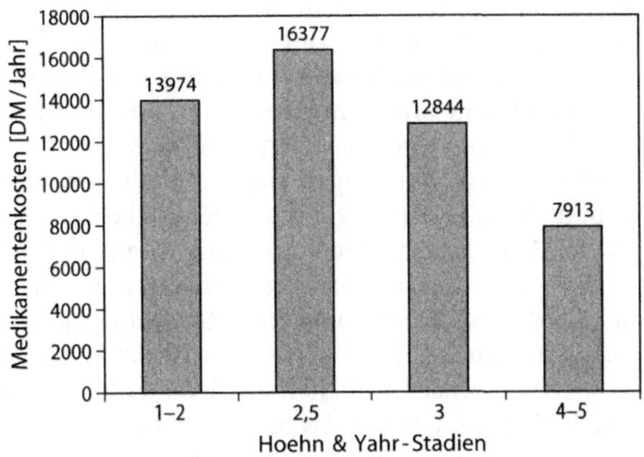

Abb. 3. Durchschnittliche Medikamentenkosten pro Jahr pro Patient in Abhängigkeit von Hoehn & Yahr Stadium

Ein weiterer Zusammenhang zeigt sich bei der Erkrankungsdauer (Abb. 2). Die Patienten, die noch nicht so lange erkrankt waren – zwischen 0 und 5 Jahren – verursachen durchschnittliche Medikamentenkosten in Höhe von 6942,00 DM/Jahr, während die Patienten, die länger als 15 Jahre erkrankt waren, für durchschnittlich 30 155,00 DM pro Jahr Antiparkinson-Medikamente benötigten. Weiterhin wurden die Therapiekosten in Abhängigkeit vom Hoehn-und-Yahr-Stadium aufgeschlüsselt (Abb. 3). Dabei zeigte sich, dass die Patienten mit geringem Hoehn-und-Yahr-Stadium (Stadium 1–2 durchschnittlich 13 974 DM/Jahr) leicht geringere Therapiekosten verursachten als Patienten mit dem Hoehn-und-Yahr-Stadium 2,5 (16 377 DM/Jahr). Demgegenüber fielen die mittleren Therapiekosten in den höheren Hoehn-und-Yahr-Stadien (4–5) deutlich geringer aus mit nur 7913 DM/Jahr.

Eine Analyse hinsichtlich der Therapiekosten, die auftreten, wenn Patienten zusätzlich Dyskinesien und Fluktuationen entwickeln, ergab, dass Patienten mit Dyskinesien und Fluktuationen im Jahr durchschnittlich 26670,00 DM Medikamentenkosten verursachen im Vergleich zu 8714,00 DM/Jahr bei Patienten ohne Dyskinesien und Fluktuationen. Führt man eine Subanalyse durch (s. Abb. 2) und betrachtet die Häufigkeit der auftretenden Dyskinesien und Fluktuationen in Abhängigkeit von der Erkrankungsdauer, so ergab sich, dass von den Patienten, die länger als 15 Jahre an einem Morbus Parkinson erkrankt waren, 65% Dyskinesien und Fluktuationen aufwiesen. Diese Gruppe verursacht die höchsten Medikamentenkosten mit mehr als 30000,00 DM/Jahr.

Diskussion

Vergleicht man die 1999 angefallenen Therapiekosten mit den von Dodel et al. (1997) veröffentlichten, so ergibt sich, insbesondere wenn die Medikamentenkosten mit den Hoehn-und-Yahr-Stadien in Bezug gesetzt werden, eine veränderte Kostenaufschlüsselung. Während vor 1997 die Therapiekosten bei Hoehn-und-Yahr-Stadium 1 und 2 im Durchschnitt 3535 DM pro Jahr betrugen, lagen sie in der betrachteten Gruppe bei 13974 DM. Keine großen Differenzen zeigen sich bei Patienten mit Hoehn-und-Yahr-Stadium 4 und 5, wo vor 1997 die Therapiekosten bei 9875 DM und 1999 bei 7913 DM im Durchschnitt pro Patient/Jahr liegen.

Dies weist darauf hin, dass insbesondere die Behandlung von Patienten mit niedrigem Hoehn-und-Yahr-Stadium gegenüber vor 1997 deutlich teurer geworden ist. Wie auch schon Dodel et al. (1997) zeigen konnten, nehmen die durchschnittlichen medikamentösen Jahreskosten beim Auftreten von Fluktuationen und Dyskinesien deutlich zu. Dodel et al. kamen damals zu durchschnittlichen Therapiekosten von 7410,00 DM/Jahr, während sie in der vorliegenden Untersuchungsgruppe 26670,00 DM/Jahr betragen.

Gegenüber 1997 ist es zu einer deutlichen Erhöhung der Medikamentenkosten bei Parkinsonpatienten mit niedrigen Hoehn-und-Yahr-Stadien und bei Patienten mit Dyskinesien und Fluktuationen gekommen. Erfolgt eine Aufschlüsselung der Kosten nach Substanzklassen (Abb. 4), zeigt sich, dass der größte Anteil der Kosten mit 72% auf die Gruppe der Dopaminagonisten entfällt, während sich die restlichen 28% auf die übrigen Substanzklassen verteilen. Dies bedeutet, dass die Therapiekosten bei der Behandlung eines Parkinsonpatienten im wesentlichen durch den Preis der Dopaminagonisten bestimmt werden. Entsprechendes gilt, wenn Parkinsonpatienten mit Fluktuationen und Dyskinesien hohe Dopaminagonistendosierungen erhalten.

Die gefundenen höheren Therapiekosten gegenüber der Untersuchung von Dodel et al. (1997) dürften sich dadurch erklären, dass mittlerweile vermehrt Dopaminagonisten, insbesondere in den frühen Stadien der Erkrankung, eingesetzt werden und die Behandlung von Dyskinesien und

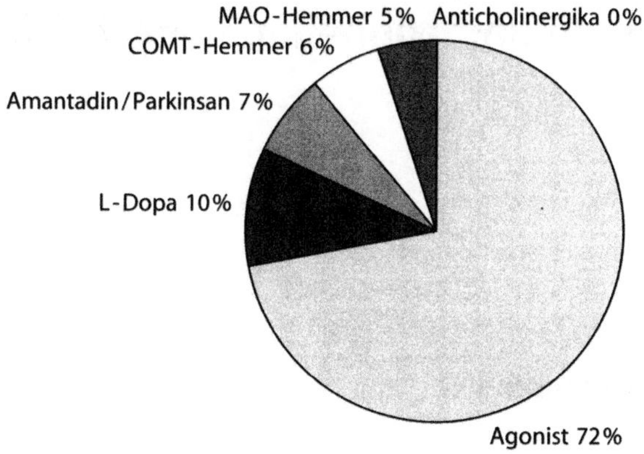

Abb. 4. Verteilung der verursachten Medikamentenkosten (insgesamt 413 803,95 DM) auf die Substanzklasssen

Fluktuationen in den vorliegenden Fällen häufiger mit einer hohen Dosierung von Dopaminagonisten erfolgt.

Die Analyse der Medikamentenkosten lässt folgenden Schluss zu: Die kostenintensive Therapie zu Beginn der Erkrankung, hervorgerufen durch die häufigere Gabe von Dopaminagonisten, zahlt sich langfristig gesehen aus. Entsprechend dem heutigem Wissen entwickeln sich Fluktuationen und Dyskinesien bei der Dopaminagonisten-Monotherapie bzw. in Kombinationstherapie mit moderater L-Dopa-Dosis deutlich später, bzw. weitaus weniger Patienten weisen entsprechende Spätkomplikationen auf. Dies hat zur Folge, dass im Verlauf der Erkrankung Medikamentenkosten eingespart werden können. Für die Patienten kommt es zu einer Verbesserung der Lebensqualität, da sie nicht unter den oft quälenden Dyskinesien und Wirkungsschwankungen leiden.

Der Gesetzgeber bzw. die Krankenkassen sollten sich den insbesondere am Anfang der Erkrankung auftretenden Therapiekosten nicht entziehen, vor allem dann, wenn mitberücksichtigt wird, dass Patienten mit Wirkungsschwankungen und Dyskinesien neben den medikamentösen umfangreiche nichtmedikamentöse Kosten verursachen aufgrund höherer Pflegestufen und vermehrter stationärer Aufenthalte.

Literatur

1. Dodel RC et al (1997) Krankenkosten der Parkinson-Erkrankung. Nervenarzt 68:978–984
2. Dodel RC et al (1998) Costs of Drug Treatment in Parkinson's Disease. Mov Disord, vol 13, no 2:249–254
3. Tanner CM (1994) Epidemiological clues to the cause of Parkinson's disease. Mov Disord 3:124–146

Botulinumtoxinbehandlung bei Morbus Parkinson

C. Oehlwein

Einführung

Die Anwendung von Botulinumtoxin geht weit über die bekannte Therapie bei fokalen Dystonien hinaus. Mit Botulinumtoxin werden heute die unterschiedlichsten Symptome behandelt, bei denen eine Acetylcholinfreisetzung von Bedeutung ist. Unabhängig von der jeweiligen Genese der Symptome handelt es sich stets um eine symptomatische Therapie. Die hier angeführten Behandlungsmöglichkeiten stellen nur eine Auswahl dar.

Sobald Botulinumtoxin am Nervenende aufgenommen wurde, wird die bestehende Disulfidbrücke gespalten. Anschließend erfolgt nach einem Schlüssel-Schloss-Prinzip die Blockierung der Acetylcholinfreisetzung am Nervenende. Der Effekt hält etwa drei bis vier Monate an. Erst dann wird Acetylcholin wieder freigesetzt. Damit beginnt auch erneut und zunehmend die frühere Symptomatik (Abb. 1).

Dieser Zeitraum entspricht den Intervallen, in denen eine Wiederholungsbehandlung erfolgen muss. Bleibt der Patient unbehandelt, ist nach etwa einem halben Jahr der Status quo antes wieder erreicht.

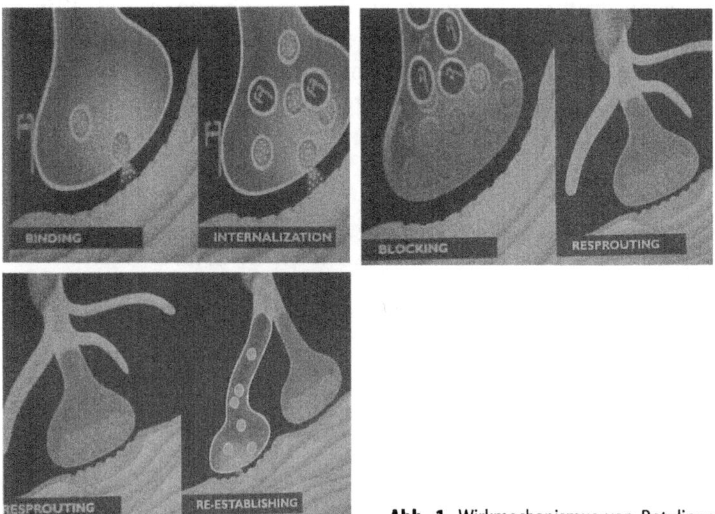

Abb. 1. Wirkmechanismus von Botulinumtoxin

Botulinumtoxintherapie bei zervikalen Dystonien

Formen der zervikalen Dystonien finden sich beim idiopathischen und beim atypischen Parkinson-Syndrom. Die Parkinsonpatienten werden ebenso behandelt wie Patienten mit fokalen Dystonien. Zur Identifizierung der betroffenen Muskulatur wird vor der Behandlung eine polygraphische EMG-Analyse von fünf Muskelpaaren der Hals- und Schultermuskulatur durchgeführt.

Ein Patient mit extremem Torticollis, bei dem sich Kinn und Schulter fast berührt haben, kann nach einer entsprechenden EMG-Analyse dank der Botulinumtoxinbehandlung seit Jahren seinen Kopf überwiegend normal halten (Abb. 2). Zuvor bestehende Schmerzen haben unmittelbar nach der Behandlung nachgelassen. Die Schiefhalssymptomatik hat sich im Laufe der Wiederholungsbehandlungen zunehmend gebessert. Nicht nur die Haltung wurde verbessert, auch die Schmerzen ließen fast unmittelbar nach der Behandlung nach.

Niedrigere Dosierung

Auffällig bei der Behandlung von Parkinsonpatienten ist, dass sie eine deutlich niedrigere Botulinumtoxindosis benötigen, als sie üblicherweise bei fokalen Dystonien im Bereich der zervikalen Dystonien erforderlich ist.

Fokalen Dystonien wie der Blepharospasmus treten sehr häufig bei Patienten mit atypischem Parkinson-Syndrom auf (PSP, MSA). Ihre Augen sind meistens völlig geschlossen. Sie sind im unbehandelten Zustand funktionell blind, weil sie die Augen nicht mehr öffnen können. Nach einer

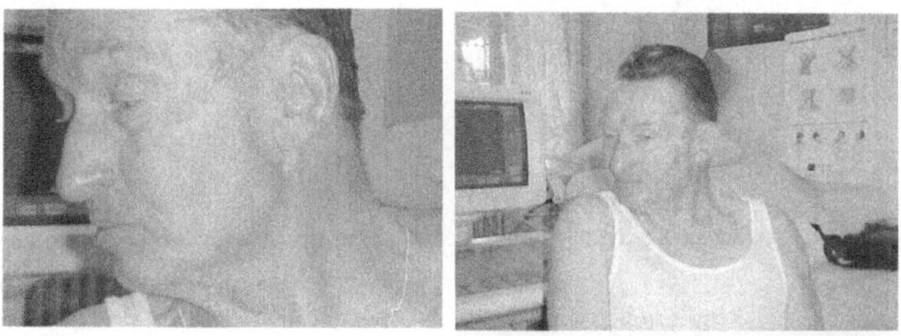

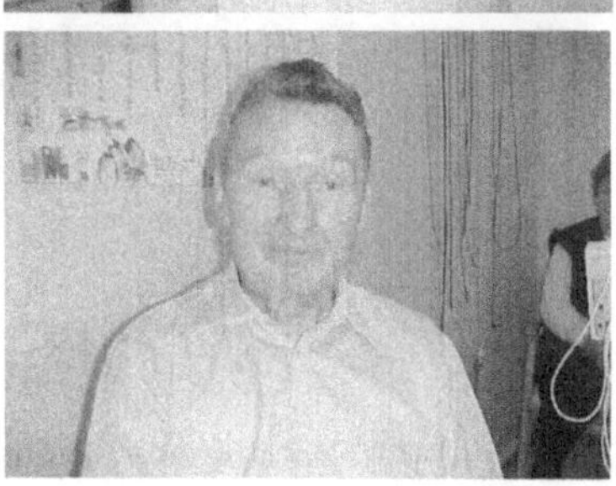

Abb. 2. Zervikale Dystonie: unbehandelt, behandelt

BTX-Therapie können sie ihre Augen wieder gebrauchen und sind daher nicht mehr der vorher häufigen Sturzgefahr ausgesetzt (Abb. 3).

Auch Patienten mit oromandibulären Dystonien sprechen auf die Behandlung mit Botulinumtoxin an. Bei einer Patientin mit einer oromandibulären Dystonie vom Kieferschließungstyp (Abb. 4), deren Zähne im Lauf der Jahre als Folge des ständigen Zähneknirschens um die Hälfte abgeschliffen waren, lösten sich die schmerzhaften Verkrampfungen. Sie knirscht heute nicht mehr mit den Zähnen und kann auch wieder normal Nahrung zu sich nehmen. Vorher war sie auf Flüssigkeit und den Gebrauch von Strohhalmen angewiesen.

Patienten mit Extensionsdystonien (Abb. 5), die vor der Behandlung seit langem nicht mehr in der Lage waren, in ihr Schuhwerk hineinzukommen, können nach der Behandlung wieder Schuhe tragen.

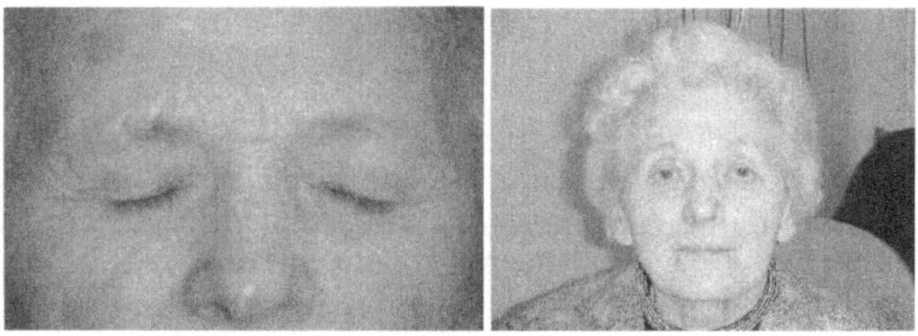

Abb. 3. Blepharospasmus: unbehandelt, behandelt

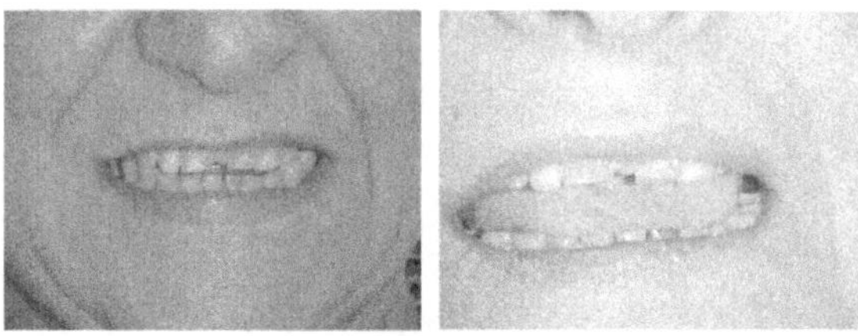

Abb. 4. Oromandibuläre Dystonie vom Kieferschließungstyp: unbehandelt, behandelt

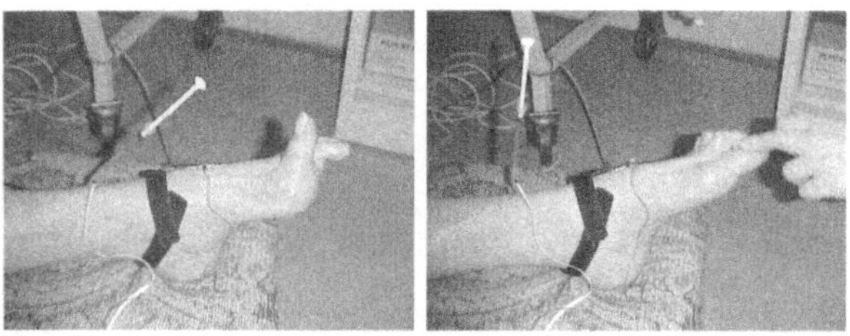

Abb. 5. Tonische Dorsalflexion der Großzehe während der Behandlung

Behandlung in Intervallen wiederholen

Die Botulinumtoxinbehandlung muss in Abständen von drei bis vier Monaten wiederholt werden, da etwa nach diesem Zeitraum das Nervenende wieder Acetylcholin freisetzen kann und die Symptomatik erneut auftritt. Es ist allerdings auch einzuräumen, dass nicht allen Parkinsonpatienten geholfen werden kann, insbesondere Patienten mit Beugefehlstellungen der Extremitäten nicht, wenn die Behandlung mit Botulinumtoxin über Jahre hinausgezögert wird, selbst wenn eine EMG-Aktivität der entsprechenden Beugemuskulatur noch nachweisbar ist (Abb. 6).

Ein Behandlungserfolg war jedoch bei einer Patientin zu verzeichnen, die rechtzeitig behandelt wurde und deren Beugefehlstellung beider Hände besonders extrem ausgeprägt war (Abb. 7). Sie konnte ihre Hände nicht mehr öffnen und musste deshalb gefüttert werden. Nach der Behandlung mit Botulinumtoxin konnte sie erstmals wieder Brot in die Hand nehmen, einen Stift halten nicht nur in der Lage, ohne Hilfe zu essen. Dies war für die Patientin nicht nur ein enormer Gewinn an Lebensqualität sondern eine entscheidende Verbesserung ihrer Pflegesituation.

Tragischerweise wurde die Behandlung aus unverständlichen Gründen unterbrochen. Es entwickelte sich wieder das ursprüngliche Ausmaß der Fehlstellung. Die Patientin konnte keine Nahrung mehr ohne fremde Hilfe zu sich nehmen, und die Fingernägel verletzten die Handfläche so massiv, dass eine schwere Infektion zur Amputation der linken Hand zwang (Abb. 9).

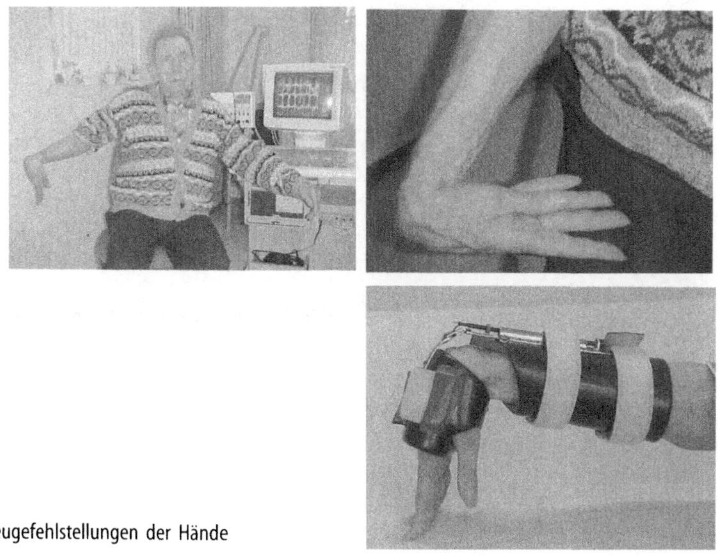

Abb. 6. Dystone Beugefehlstellungen der Hände

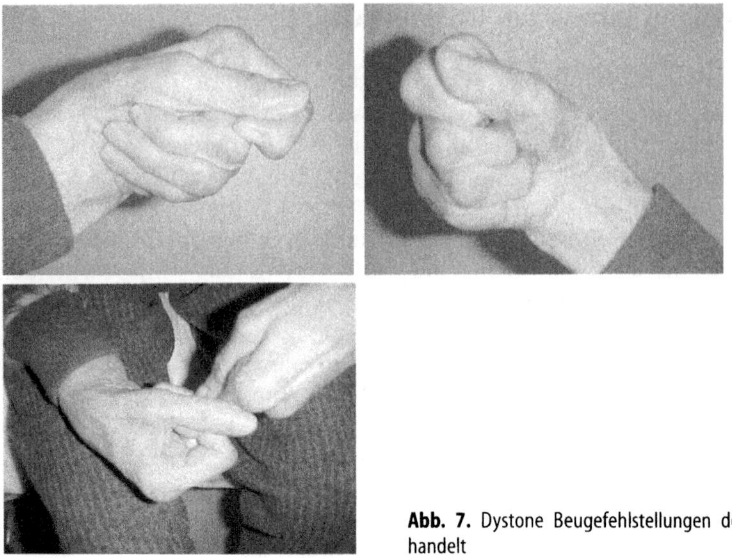

Abb. 7. Dystone Beugefehlstellungen der Hände: unbehandelt

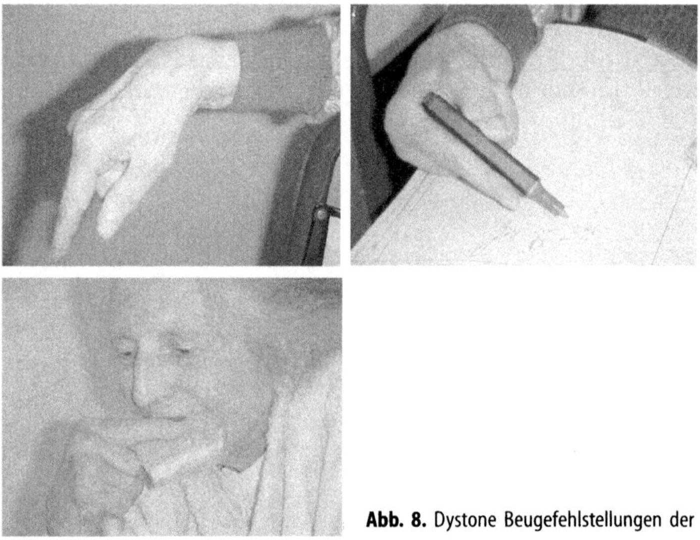

Abb. 8. Dystone Beugefehlstellungen der Hände: behandelt

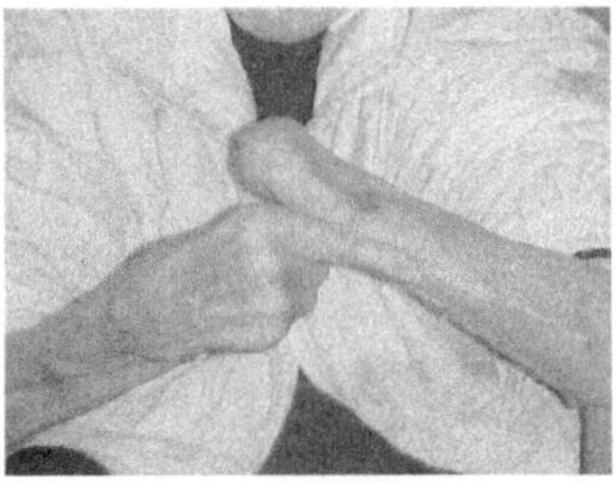

Abb. 9. Nach Abbruch der Behandlung Amputation der Hand

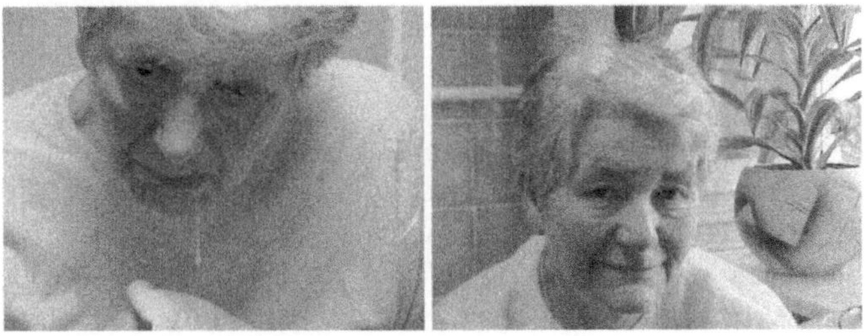

Abb. 10. Speichelfluss: unbehandelt, behandelt

▪ Auch Speichelfluss gebessert

Patienten, bei denen der Speichelfluss medikamentös nicht ausreichend beeinflusst werden kann, kann durch Injektionen von Botulinumtoxin im Bereich der Glandula parotis geholfen werden. In solchen Fällen wird eine niedrige Dosis beidseitig injiziert, die bei Wiederholungsbehandlungen jeweils angepasst werden kann (Abb. 10).

Einigen Patienten kann leider nicht ausreichend geholfen werden. Eine höhere Dosierung kann hier zwar eine Besserung erzielen, nicht aber einen ausreichenden Behandlungserfolg.

Abendländische und fernöstliche Medizin: Alte Gegensätze – neue Brücken

W. Götz

Einleitung

Nach dem Zerfall des Römischen Reiches und entsprechend der Ausdehnung des Machtbereiches der Kaiser und Päpste versiegten mit dem Rückzug der Araber von der Iberischen Halbinsel für das Abendland die Quellen des medizinischen Wissens – auch aus Asien –, die den Griechen und Römern durch den Handelsverkehr und Wissensaustausch über die „Seidenstraße" noch zugänglich gewesen waren. Daran vermochten selbst Ausnahmeerscheinungen wie Friedrich II von Sizilien – „Stupor mundi" – nichts Prinzipielles zu ändern. Dazu kam, dass selbst das rudimentäre Wissen, das in die Volksmedizin eingegangen und von „weisen Frauen" von Generation zu Generation weitergereicht worden war, in der Zeit der Inquisition und der Hexenprozesse Schutz suchend in den „Nebeln von Avalon" untertauchte.

Mit der Renaissance verbinden sich sowohl der Aufschwung der Naturwissenschaften als auch die endgültige Hinwendung des Abendlandes zu einem Menschenbild, das durch Egozentrismus, durch den Verlust der Einheit von Körper, Geist und Seele gekennzeichnet ist. Dieses Auseinanderfallen ist zwischen den Zeilen auch deutlich erkennbar in dem berühmt gewordenen „Essay on the shaking palsy", in welchem der englische Arzt James Parkinson 1817 erstmals das später nach ihm benannte Krankheitsbild beschrieb.

Beispielhaft für die Einstellung, die den Westen zur Beherrschung der materiellen Welt befähigte, kann Francis Bacon stehen, der im 17. Jahrhundert die Menschen ermutigte, sich die Natur zu unterwerfen. Bei der Aufklärung schließlich ging es vor allem um einen völligen Sieg der Vernunft zum Zweck der Eroberung der materiellen Welt.

Erst das 20. Jahrhundert ließ Anzeichen eines Umdenkens erkennen, interessanterweise ausgelöst vor allem durch die theoretische Physik. Deren Vertreter, wie z. B. Heisenberg (Heisenbergsche Unschärferelation), räumten ein, dass die letzten Antworten auf ihre Fragen nur noch in der Metaphysik zu finden sein werden. Diese Offenheit ermöglichte in den letzten Jahrzehnten vielfältige Dialoge zwischen westlichen Wissenschaftlern und Denkern und buddhistischen Meistern und Gelehrten, die dazu führten, dass die östlichen Gedanken von gegenseitiger Abhängigkeit und Subjektivität in der westlichen Philosophie weitgehend akzeptiert sind. Die weitreichenden Implikationen dieser „neuen" Vorstellungen [2] für alle Bereiche, auch für die Medizin, sind aber noch nicht überall wirklich deutlich.

Das Gros der Schulmediziner, besonders im deutschsprachigen Raum, beharrt immer noch auf einem organbezogenen Ansatz, anstatt den Menschen in seiner Ganzheit zu sehen. Diese Haltung wird begünstigt durch die unbestreitbaren Erfolge, die mit den hochgezüchteten Apparaten und den verschiedenen Organtransplantationen erreicht wurden: „Der modernen Medizin liegt bei aller Anerkennung der unbezweifelbaren Erfolge in Diagnostik und Therapie ein Verzicht auf Metaphysik und Religion zugrunde, der Leerräume entstehen ließ [...]. Die Unfähigkeit, Krankheit, Leiden und Tod hinzunehmen, lässt nach Wundermitteln suchen – diesseits wie jenseits der etablierten Medizin" [3]. Als Konsequenz findet eine adäquate Beschäftigung mit dem Tod, dem Prozess des Sterbens hierzulande derzeit kaum noch statt.

Die Entwicklung im Fernen Osten

In dem Zeitraum, für den in der Einleitung der geistesgeschichtliche Entwicklungsprozess in Europa skizziert wurde, verbreitete sich der Buddhismus vor allem in China, Indien, Tibet, Zentralasien und Japan. Diese Ausdehnung, bei der gerade die Medizin „Schrittmacherdienste" [1] leistete, erfolgte oft in Verbindung mit entsprechenden machtpolitischen Verschiebungen. Es ist aber wichtig festzuhalten, dass schon der historische Buddha Shakyamuni (5./4. Jh. v. u. Z.) sich selbst wiederholt als „Arzt für die Leiden der Welt" und seine Lehre als „die Medizin" bezeichnet hat. Dementsprechend blieb die spirituelle Wirkmächtigkeit des Buddhismus in den meisten Fällen erhalten, auch wenn sich die politischen Verhältnisse zu Ungunsten der Machthaber entwickelten, mit denen die Religion ursprünglich gekommen war. Nicht selten nutzten reformerische Kräfte solche Situationen sogar, um den Buddhismus wieder zu seiner ursprünglichen Einfachheit zurückzuführen. Diese Aspekte bleiben aber aus nahe liegenden Gründen im folgenden weitgehend unberücksichtigt. Der Beitrag konzentriert sich auf die für die Entwicklung der Heilkunde relevantesten geistesgeschichtlichen Aspekte, wobei unter Heilkunde Medizin, Pharmakologie und Pharmazie zusammengefasst sind.

Im Gegensatz zur Entwicklung des Abendlandes hat Asien, hat der Buddhismus den Gedanken *der Einheit aller Wesen, aller Energien* nie aufgegeben. Für die Strukturierung der vorliegenden Arbeit bedeutete das, für die prinzipielle Diskussion der fernöstlichen Heilmethoden sich auf die tibetische Medizin zu konzentrieren, da diese bis zur Vertreibung des Dalai Lama 1959 durch die Chinesen und die damit verbundene Einrichtung des Tibetan Medical Institute im indischen Dharamsala westlichen Einflüssen nicht ausgesetzt war.

Die Ganzheitlichkeit in der fernöstlichen Medizin

Diese Ganzheitlichkeit wird am deutlichsten bei der Definition von „gesund“ und „krank“: Ein lebendes Wesen ist danach gesund, wenn der Organismus über genügend Energie verfügt und diese im Körper ungehindert zirkulieren kann; im Umkehrschluss ist krank, wer energetische Mängel hat und/oder bei dem die vorhandene Energie am Fließen gehindert ist.

„Dem Ursachenverständnis kommt in der Medizin eine entscheidende Bedeutung zu – in der Theorie wie in der Praxis. Die Kontroversen um verschiedene Positionen und vor allem um die europäische Medizin im Verhältnis zu außereuropäischen Positionen entzündet sich wesentlich am Begriff der Kausalität. Vor allem an der Diätetik lassen sich Wandel und Dauer des Therapieverständnisses in der europäischen Tradition und im Verhältnis zu außereuropäischen Positionen verdeutlichen. Offensichtlich ist das große Gewicht, das auch in der tibetischen Medizin der Diätetik zugeschrieben wird – Diätetik auch hier in einem ganzheitlichen Sinn der Bereiche des Körpers und der Seele“ [3].

Verschiedene Formen von Energiearbeit und Meditation

Die Bandbreite der Möglichkeiten zeigte der erste internationale Kongress für tibetische Medizin, der im November 1998 in Washington D. C. stattfand. Die Tagung wurde von S. H. dem Dalai Lama eröffnet, den Hauptvortrag hielt mit Sogyal Rinpoche einer der bedeutendsten Lamas, die jetzt im Westen leben. Er sprach drei Themen an:

- das mentale Training durch Kontemplation,
- die Meditation,
- den Austausch zwischen Ost und West!

Zur Kontemplation: „Der buddhistische Ansatz geistiger Transformation beginnt mit der Arbeit an unseren Lebenseinstellungen. Wir nutzen die Kraft der Vernunft, um unsere Täuschungen, störenden Emotionen und sogar grundsätzliche Annahmen zu analysieren und zu hinterfragen, um – ganz einfach gesagt – einen Weg zu finden, glücklich zu sein.“

Und zur Meditation: „Der Geist buddhistischer Meditation kommt besonders schön in den Worten Nyoshul Khen Rinpoches zum Ausdruck:

> Lass ruhen in großem, natürlichem Frieden
> diesen erschöpften Geist,
> hilflos geschlagen von Karma und neurotischen Gedanken,
> wie von der unbarmherzigen Gewalt der wütenden Wogen
> im unendlichen Ozean von Samsara.
> Ruhe in großem, natürlichem Frieden.

Die ganze Art und Weise, wie wir uns selbst sehen, verändert sich [durch die Meditation]. Wir geben den Emotionen Raum, lernen von ihnen und werden frei von ihrem Einfluss.“ [6].

Für den Austausch zwischen Ost und West zitierte Sogyal Rinpoche abschließend den Dalai Lama mit den Worten: "... ist die tibetische Medizin ein integriertes System der Gesundheitsfürsorge, das den Menschen Tibets über Jahrhunderte gedient hat und von dem ich glaube, dass es der Menschheit insgesamt noch viel Nutzen bringen kann. Wir begegnen hier der Schwierigkeit der Kommunikation, denn wie jedes wissenschaftliche System, so muss auch die tibetische Medizin sowohl in ihrem eigenen Bezugsrahmen als auch im Rahmen einer objektiven Forschung verstanden werden."

Viel Arbeit ist hier im 20. Jahrhundert bereits geleistet worden, vor allem im Bereich der Psychologie. Den Boden bereitet hat u. a. der Schweizer Psychiater C. G. Jung (1875–1961). In seinen diesbezüglichen Schriften werden aber auch die Schwierigkeiten schon deutlich, die allein durch die unterschiedlichen Inhalte vermeintlich ähnlicher oder gar gleicher Begriffe bedingt sind. „So muss es zu massiven Irrtümern führen, etwa zu glauben, dass die Leere in der Quantentheorie gleichbedeutend sei mit der Leerheit im buddhistischen Denken." [2]. Dazu kommen die Probleme, die durch die christliche Vorstellung von der Erbsünde und die dualistische Trennung von Seele, Geist und Körper vorgegeben sind.

Die Therapieformen der tibetischen Medizin und ihre Anwendbarkeit heute

„Richtige Diät und richtiges Verhalten stehen in der Theorie an erster Stelle der Heilmaßnahmen, in der Praxis treten sie aber weit in den Hintergrund, weil sie oft nicht zu ändern sind.

Am häufigsten ist wie überall auf der Welt die Verordnung von Pillen. Dazu kommen gegebenenfalls zusätzlich Moxabustion [punktuelle Anwendung von Hitze durch Abbrennen von Beifuß-Kegelchen auf der Haut], Aderlässe und andere Techniken als externe Therapie.

Schließlich gibt es noch – und keineswegs an letzter Stelle – religiöse Heilmaßnahmen.

[...] Die interne Therapie basiert auf Heilkräutern. Neben den Pillen gehören dazu auch Abführmittel, Brechmittel, Schnupfmittel, Inhalationen, Einläufe, Massagen und Mineralbäder sowie Räucherungen zur Gesunderhaltung. Aus Kostengründen werden diese Methoden selten – wenn überhaupt – angewendet.

Die tibetische Medizin kennt natürlich auch andere Darreichungsformen. In der Praxis nimmt man aber heute [aus Kostengründen] nur noch Pillen. Jede Pille enthält etwa 5 bis 35 Ingredienzien. Sie ist bei richtiger Lagerung etwa ein Jahr haltbar. Es gibt aber auch Medikamente, die achtzig und mehr Einzelbestandteile enthalten. Das sind die sogenannten Juwelenpillen, die eine ganz besondere Wirksamkeit haben. Opiate sind, nebenbei bemerkt, bei den Tibetern unbekannt.

Alle diese Methoden werden auch in naturheilkundlichen Praxen bei uns angewendet, bei ähnlichen Indikationen, nur in wesentlich sanfterer Form.

Eine Chirurgie kennen die heutigen Tibeter bis auf kleinere Eingriffe wie das Spalten von Abszessen u.ä. nicht.

Die tibetische Medizin, die ohne technische Hilfsmittel und mit preiswerten Medikamenten arbeitet, wäre ein ideales System für die Gesundheitsversorgung der Dritten Welt. Dem stehen leider die Schwierigkeiten bei der Erlernung der Pulsdiagnostik und vor allem die schon deutlichen Engpässe bei der Arzneimittelherstellung entgegen. Die Arzneimittelproduktion lässt sich ohne Abstriche an der Qualität wahrscheinlich nicht wesentlich vergrößern, es sei denn, man ersetzt Pflanzen aus dem Hochhimalaya, die vom Aussterben bedroht sind, durch andere aus der Ebene oder aus anderen Hochgebirgsregionen der Erde.

Die religiösen Heilmethoden beruhen auf der Lehre vom feinstofflichen Körper, die unausgesprochen auch Grundlage der tibetischen Medizinphilosophie und damit für das Verständnis der tibetischen Medizinlehre ebenso wichtig ist wie für das praktische Handeln des Arztes.

Der feinstoffliche Körper unterliegt dem Einfluss der Planeten, durch deren Schwingung Makro- und Mikrokosmos verbunden werden. Er wird u.a. aus gesammelter kosmischer Energie gebildet und pulsiert im Tages- und Monatsrhythmus. Er ist durchzogen von tausenden unsichtbarer, dem Auge verborgener Kanäle, in denen die psychische Energie strömt. Sie wird in den fünf Kraftzentren oder Chakras, die auf der vertikalen Achse des Körpers liegen, gesammelt, verteilt und in geistige Energie umgesetzt.

Die buddhistische Chakrenlehre beschäftigt sich vornehmlich mit der Verwandlung der fließenden Energie in geistige Potenzen oder Bewusstseinsstufen, die sich im Erleuchtungsbewusstsein vervollkommnen und auflösen. Sie wird nicht in der profanen Medizin, sondern nur in der Meditation angewendet. Die Feinsubstanz verteilt sich mit dem Blut im ganzen Körper, ohne sich mit ihm zu vermischen. Sie ist die Grundlage des Bewusstseins, untrennbar gekoppelt mit der Windenergie. Sie bewegt sich rhythmisch im Körper: Wird sie blockiert, kommt es vornehmlich zu geistigen oder seelischen Erkrankungen. Die sog. Chakrenheilung darf nur durch hohe Lamas ausgeübt werden. Auch Yoga, Meditation und Atemübungen gehören ganz im Gegensatz zu dem, was wir uns hier vorstellen mögen, nicht zu den Heilmethoden, die vom Arzt quasi verschrieben werden, noch werden sie im allgemeinen von Laien oder „niederen" Mönchen zur Gesunderhaltung oder als Therapie durchgeführt. In der normalen Heilkunde haben diese Techniken nichts zu suchen.

Anders ist es mit Gebeten, Mantras [M.=Formel von Sanskritwörtern oder Silben, die im Klang das Wesen einer bestimmten Gottheit, Eigenschaft oder Macht ausdrückt] und Visualisationen des Medizin-Buddha (Abb. 1). Sie werden auch vom Arzt angewendet in der Absicht, die Wirkung anderer Heilmaßnahmen zu verstärken. Auch diese Techniken zielen unausgesprochen auf den feinstofflichen Körper.

Vom tibetischen Arzt, der ja auch immer ein buddhistischer Arzt ist, werden Weisheit, Ehrlichkeit, Hingabe, ein angenehmes Äußeres und Liebenswürdigkeit verlangt. Er hat die Verpflichtung, mit seiner Kunst zur

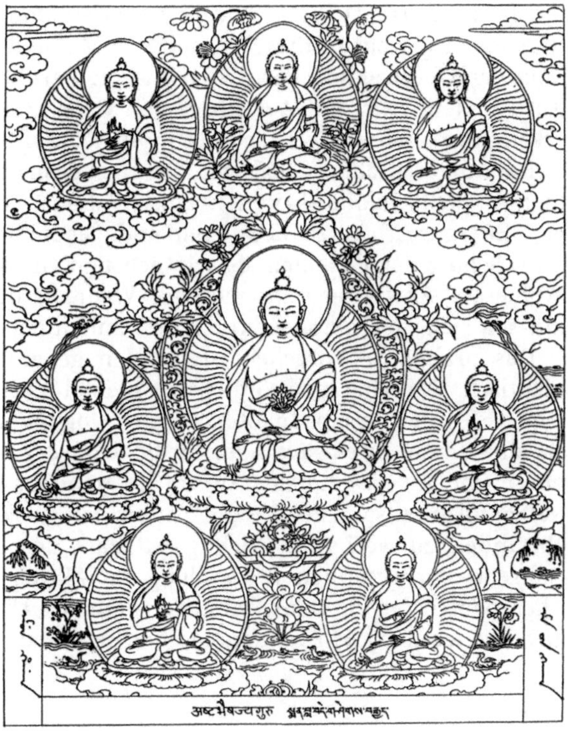

Abb. 1. Als Heilbuddha erscheint Shakyamuni zumeist wie hier im Zentrum einer Gruppe von acht Medizin-Buddhas. Aus dem mit der linken Hand gehaltenen Almosentopf sprießen Heilpflanzen. – Da irdische und transzendente Buddhas ins Leben der Gläubigen nicht physisch, sondern nur als Lehrer und Wegweiser eingreifen können, werden die Medizin-Buddhas nicht als konsultierbare Heiler verstanden. Sie sind vielmehr Künder des ärztlichen und pharmazeutischen Wissens. Man ruft sie an, damit sie dem Patienten oder seinem Arzt die richtige Therapie eingeben. (Bildnachweis: Schumann, HW s. Literatur, S. 116)

Vollendung seines Mitmenschen beizutragen. Wenn er sich in den Medizin-Buddha transformiert, dann wirkt seine Medizin nicht nur wie jedes andere profane Heilmittel auch, sondern darüber hinaus wie der Segen des Buddha. Nur ein Arzt, der selbst dem Bodhisattva-Ideal [s. o.; Verpflichtung, zur Vollendung aller fühlenden Wesen beizutragen] folgt, kann nach Auffassung der tibetischen Ärzte mehr als nur punktuelle Erfolge erzielen" [1].

■ Energiemedizin am Beispiel von Therapeutic Touch

Die Ausführungen zur Chakrenheilung definieren die hohe Verantwortung, derer sich diejenigen im Westen bewusst sein müssen, die eine solche Form von Therapie („Geistheilung") anwenden wollen. Im angelsächsischen Sprachraum ist die uralte Kunst des Handauflegens heute als „Therapeutic touch" nach Dr. Dolores Krieger im Gesundheitswesen etabliert. In Kontinentaleuropa haben diese und andere Methoden, die alle auf der Vorstellung der Übertragung von Lebensenergie beruhen, wie Reiki, Polarity und Aura-Heilen, zwar mit Ausnahme von Österreich noch keine offizielle Anerkennung erfahren, werden aber inoffiziell auf breiter Basis praktiziert.

Im Interesse aller Beteiligten wird es deshalb immer dringender, auch hier offiziell Qualitätskriterien einschließlich Supervision für diese Form von Energie-Arbeit zu definieren und gesundheitspolitisch zu verankern. Zum Schutz der Patienten als schwächstem Glied der Kette, aber auch zum Wohle der Anwender selbst und zur Wahrung des Anspruchs der Methode müssen sich die Therapeuten auf die Einhaltung der Kriterien verpflichten.

Das praktische Vorgehen ist bei den genannten Methoden weitgehend identisch. Der Therapeut öffnet sich mental und stellt sich auf das Energiefeld des Patienten ein. In Abhängigkeit vom Wunsch des Patienten legt er/sie die Hände direkt auf oder bleibt wenige Zentimeter über der Körperoberfläche. Es ist empfehlenswert, die Handpositionen in einer definierten Reihenfolge entsprechend der Position der Chakren und bestimmten Zeitabständen zu wechseln. Wichtig ist, dass der Patient in seiner Ganzheit während der gesamten Behandlung im Mittelpunkt der Achtsamkeit des Therapeuten bleibt. Dann kann der Patient sich der Behandlung angstfrei anvertrauen und die resultierende Entspannung erfahren.

Literatur

1. Asshauer E (1999) Theorie und Praxis der tibetischen Medizin. In: Choedrak T (Hrsg) Ganzheitlich leben und heilen, 4. Aufl. Herder, Freiburg - Basel - Wien, S 9–33
2. Cornu Ph (1998) Von der Vergänglichkeit zur universellen Verantwortung. Rigpa Rundbrief, Vol 10, S 13–17
3. Von Engelhardt (1996) Einführung zur Neuausgabe. In: Badmajeff W (Hrsg) Lung Tripa Bäkän. Grundzüge der tibetischen Medizin, 2. Aufl. Fabri, Ulm, S 13–23
4. Mulhearn RJ (1971) The history of James Parkinson and his Disease. Austral New Zeal J Med, Suppl 1, vol 1, pp 1–6
5. Schumann HW (1997) Buddhistische Bilderwelt, 3. Aufl., Lizenzausgabe WBG Darmstadt, pp 116–117
6. Sogyal Rinpoche (1999) Das spirituelle Herz der tibetischen Medizin. Rigpa Rundbrief, Vol 11, Nr 3, S 6–11

Das Lustprinzip: Theorie und Methoden – Änderungen in der Genussfähigkeit durch die Parkinsonsche Krankheit

M. van den Berg

Zusammenfassung

Für Einschränkungen in der Genussfähigkeit bei von der Parkinsonschen Krankheit betroffenen Menschen werden vier Einflussfaktoren verantwortlich gemacht. Die Wahrnehmung, auf fast alle Sinnesorgane bezogen, hat krankheitsbedingte Einbußen hinzunehmen. Depressionen, bei Morbus Parkinson mit einer Häufigkeit von 40% auftretend, zeichnen sich durch einen Verlust der Genussfähigkeit aus. Die gesellschaftliche Rolle des chronisch kranken Menschen „verbietet" ihm zu genießen. Durch die Parkinsonsche Krankheit werden Behinderungen hervorgerufen, welche die Genussfähigkeit allgemein oder in spezifischen Bereichen beeinträchtigen.

Einleitung: Einflussfaktoren auf die Genussfähigkeit

Das Lustprinzip wurde von Freud definiert und gilt als das Prinzip, dass Menschen - vereinfacht gesagt - tun, was ihnen irgendwie Freude bereitet. Umgeändert soll es hier als Prinzip der Genussfähigkeit bezeichnet werden. Zur Verbindung zwischen Lustfähigkeit und Parkinsonscher Krankheit gibt es offensichtlich kaum oder keine Literatur.

Es gibt mehrere Faktoren, die bei Morbus Parkinson eine Rolle spielen und die Genussfähigkeit beeinflussen. Zunächst das Problem der Wahrnehmung: Ist die Wahrnehmung verschlechtert, wird auch die Genussfähigkeit beeinträchtigt.

Die visuelle Wahrnehmung wird auch im Verlauf der Parkinsonschen Krankheit schlechter. Die visuelle Organisation findet teilweise schon im Auge statt. Auch im Auge gibt es dopaminerge Synapsen, die für diese visuelle Organisation von Bedeutung sind. Das heißt, dass in diesem Bereich schon peripher eine Beeinträchtigung vorliegt.

Das Riechvermögen kann bei Parkinsonpatienten beeinträchtigt sein, auch kann es zum völligen Verlust kommen. Wenn Patienten allerdings sagen, „ich rieche gar nichts mehr", heißt das noch nicht, dass dies tatsächlich der Fall ist. Bei Proben mit ätherischen Ölen ist oft festzustellen, dass die Patienten doch etwas riechen können, aber ihr Riechvermögen so weit herabgesetzt ist, dass es zu der Aussage kommt „ich rieche gar nichts". Oft ist der Verlust des Riechvermögens eines der ersten Symptome der Parkinsonschen Krankheit, ein Phänomen, das in der Literatur hinreichend belegt ist. Möglicherweise gilt das auch für die auditiven Wahrnehmungen, die in Gesprächen mit unseren Patienten immer wieder betont werden, und ebenso für die kinästhetische Wahrnehmung.

Über die gustatorische Wahrnehmung kann bisher wenig gesagt werden. Darüber wird zwar von Patienten berichtet, doch wenn man nachfragt, handelt es sich doch meistens um eine beeinträchtigte Riechfähigkeit. Die Basisgeschmäcke süß, sauer, bitter und salzig werden meistens unterschieden.

Die Depression ist ein weiterer Faktor, der die Genussfähigkeit beeinträchtigt. Schätzungen über die Häufigkeit laufen weit auseinander und liegen zwischen 13 und 90%. Nicht alle depressiven Patienten sind medikamentös mit Antidepressiva behandlungsbedürftig. Auch durch psychotherapeutische Maßnahmen sowie Verbesserung der Motorik kann man viel erreichen. Der Verlust der Genussfähigkeit kann auch eines der Kriterien zur Feststellung einer Depression darstellen.

Sogenannte „Genussverbote" sind Vorstellungen, die dazu führen, dass ein Patient nicht mehr genussfähig ist aufgrund der Normen und Werte, von denen man annimmt, dass sie in der Gesellschaft gelten. Ein Patient nimmt beispielsweise an: „Ich darf nicht mehr genießen. Wenn ich krank bin, darf ich nicht genießen. Das passt nicht zur Rolle eines chronisch Kranken, dass ich genieße."

Schließlich führen die Behinderungen, die auf die Parkinsonsche Krankheit zurückzuführen sind, zu einem Verlust der Genussfähigkeit, wie Tremor, Einschränkung der Beweglichkeit durch Rigor oder Akinese, Fluktuationen, Überbewegungen und Stressempfindlichkeit. Das sind Beeinträchtigungen, die entweder direkt oder auch indirekt – bei Tremor ist z. B. das „Sich-beobachtet-Fühlen" von Bedeutung – die Genussfähigkeit negativ beeinflussen. Auch das On-Off-Phänomen führt durch die Unsicherheit zu einem Verlust der Genussfähigkeit (Abb. 1). Darüber hinaus sind Schmerzen, die, wenn auch seltener, während der Krankheit auftreten können, ein Grund, nicht mehr genießen zu können.

Überprüfung des Konzeptes

Diese Thesen wurden in einem Gruppeninterview mit Diskussion mit 16 teilnehmenden Betroffenen und unabhängig davon in einer Gruppenbefragung mit neun Teilnehmern überprüft. Es kam zu folgenden Aussagen: „Seit der Parkinsonschen Krankheit kann ich bewusster genießen, weil ich meine eigenen Bedürfnisse besser wahrnehmen und durchsetzen kann", „Seit ich Parkinson-krank bin, bin ich natürlich auch älter geworden, dadurch auch ruhiger, und kann daher besser genießen", „Ich bin mir jeden Tag der Krankheit bewusst, und das hemmt mich, zu genießen", „Die Parkinsonsche Krankheit bringt für mich sehr viele neue Erfahrungen, die

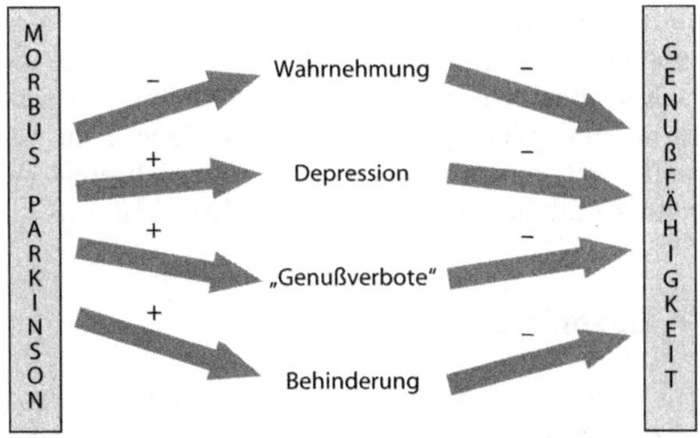

Abb. 1. Vorannahme bezüglich des Einflusses der Parkinsonschen Erkrankung auf die Genussfähigkeit

zwar teilweise negativ sind, aber dazu führen, dass ich als Person mehr Profil bekommen habe, und dadurch bin ich in der Lage, besser zu genießen", „Ich habe mehr Zeit für mich bekommen, und das wirkt sich bei mir positiv auf die Genussfähigkeit aus" und „Ich bin empfindsamer geworden". Letzteres wurde von manchen als positiv und von anderen als negativ bewertet, bzw. wurde auch gesagt, dass es in manchen Situationen positiv, in anderen negativ zu werten ist. Diese Empfindsamkeit kann zu einer emotionalen Labilität führen, hat aber sicher auch einen positiven Aspekt.

Weitere Äußerungen waren zum Beispiel „Zuerst die Pflicht, dann das Vergnügen" oder „Das wichtigste ist, wenn man ein Ziel erreicht" oder „Suche nach Selbstbestätigung".

Die Mobilität durch Auto oder Fahrrad wurde von vielen Patienten als von Bedeutung für die Genussfähigkeit angesehen, auch Verantwortung für sich zu übernehmen, galt als wichtig. Die Abstimmung mit dem Partner sei eine Voraussetzung, überhaupt genießen zu können. Beim Thema Reisen allerdings fühlte man sich beeinträchtigt. Das wurde in dieser Gruppe allgemein bestätigt. Als Grund wurde genannt, dass man Angst habe, Mitreisenden zur Last zu fallen.

Bei dieser Gruppe von 16 Patienten gab es einige Zweifel, ob nicht manche zeigen wollten, wie viel sie doch gelernt haben. Daher wurde später eine kleinere Gruppe von neun Patienten nochmals systematischer befragt und z.B. mit der Frage konfrontiert „Seit ich krank bin, genieße ich mehr, weniger oder gleich viel wie früher Theater". Obwohl die gegenseitige Beeinflussung jetzt geringer war als in der ersten Befragung oder im ersten Interview, kam trotzdem ein vergleichbares Bild dabei heraus. Bei den meisten Patienten dieser Gruppe war die Genussfähigkeit entweder nicht verändert oder hat sich positiv geändert, wenn es darum ging, passiv zu genießen. Bildende Kunst allerdings hat leider bei vielen überhaupt keine Rolle gespielt. Nur drei Patienten gaben an, es sei gleich geblieben, und die anderen sagten „das ist für mich kein Thema". Geht man die Gebiete Theater, Literatur, Musik, Film,

„aktiv kreativ sein“ durch, sehen wir deutlich eine Besserung. Anscheinend erlaubt die Krankheit, sich auf diesen Gebieten zu entfalten.

Eine Beeinträchtigung der Genussfähigkeit fanden wir, wenn es um Unternehmungslust geht, aktiv selbst etwas zu unternehmen. Auch „lustig sein“ war eingeschränkt, was von Mehreren damit kommentiert wurde, man könne ja kaum noch Alkohol trinken.

■ Ergebnisse

Die bisher gefundenen Ergebnisse scheinen zu zeigen, dass Vieles, was über die Beeinträchtigung der Genussfähigkeit angenommen wird, so nicht zuzutreffen scheint. Auf jeden Fall spielen die Depression und auch die Behinderung eine erhebliche Rolle bei der Einschränkung der Genussfähigkeit von Parkinsonpatienten (Abb. 2, Einflussfaktoren). Das sind jedoch Einschränkungen in ganz spezifischen Bereichen. Die Wahrnehmung spielt anscheinend eine eher untergeordnete Rolle. Von den Patienten dieser Gruppen wurde auch nicht angegeben, „ich traue mich nicht mehr zu genießen“, also scheinen die „Genussverbote“ weniger allgemein verbreitet. Allerdings zeigt langjährige klinische Erfahrung, dass das bei anderen Patienten sehr wohl der Fall sein kann.

Positiv zu werten ist das Bewusstsein der Bedürfnisse, sowie mehr Zeit zur Verfügung zu haben, und auch die erhöhte Empfindsamkeit, die sich entweder positiv oder negativ auf die Genussfähigkeit auswirken kann.

Man kann sagen, dass die allgemeine Genussfähigkeit nicht bei allen unserer Patienten herabgesetzt ist, und man kann sich fragen, ob es dann sinnvoll ist, ein „Genusstraining“ durchzuführen. Die Befragung der Gruppen hat dazu geführt, das Therapiekonzept und die Indikationen zur Teil-

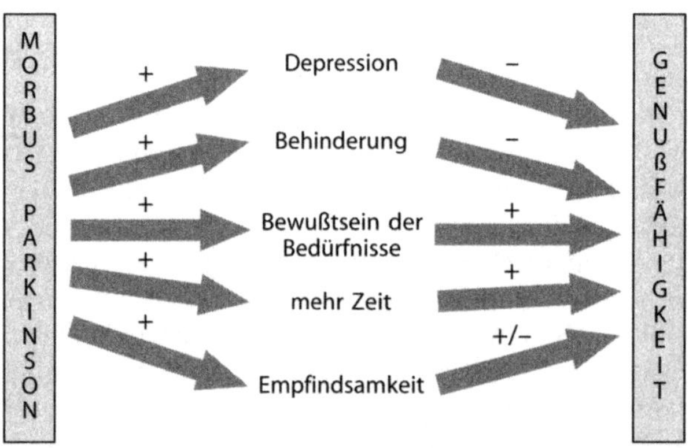

Abb. 2. Der Einfluss der Parkinsonschen Erkrankung auf die Genussfähigkeit: modifiziert nach Patientenbefragungen

nahme am Training zu ändern. Die Depression gilt als Indikation für ein Genusstraining, ebenso wie beginnende Demenz, nicht mehr jedoch eine Wahrnehmungsschwäche.

Therapiekonzepte

Seit zwei Jahren wird daher eine Art „Genusstraining" angeboten. Ziel der Therapie ist es, die Genussfähigkeit zu steigern. Man kann beispielsweise versuchen, die kindliche Wahrnehmung zu verstärken. Kleinkinder sind in der Lage, sich viele Stunden mit ganz einfachen Gegenständen auseinanderzusetzen, weil sie immer etwas Neues daran entdecken. Uns wird dagegen beigebracht, dass etwas uninteressant ist, sobald wir es benannt haben und uns dem Nächsten zuwenden können. Es wurde versucht, den Außenbezug zu fördern, die eigenen Gedanken loszulassen und damit auch die Konzentration zu fördern. Diskussionen mit den Patienten sollen ein Problembewusstsein und ein Lösungsstrategiebewusstsein entwickeln helfen. Es werden Übungen durchgeführt, z. B. Wahrnehmungen im Grenzbereich: Wahrnehmungen, die, wenn man sich nicht darauf konzentriert, nicht stattfinden, z. B. Berührung der Kleider am Körper zu spüren. Dafür muss man sich entspannen und auch darauf konzentrieren. Diese Art von Übungen führt dazu, dass Patienten sich sehr tief entspannen können. Auch das Wahrnehmen von Details kann gefördert werden, und Patienten können erlernen, sich Zeit zu nehmen zum Genießen und zu sagen „ich darf genießen". Hinzu kommen sollte die Förderung von kreativem Denken und Imagination.

Falsch wäre es, anzunehmen, dass Parkinsonpatienten allgemein weniger genussfähig seien. Möglicherweise erkennt man nicht, wenn sie etwas genießen, da sie sich nicht über Veränderungen der Mimik und Gestik ausdrücken können.

Schmerztherapie bei Morbus Parkinson unter besonderer Berücksichtigung nichtmedikamentöser Verfahren

C. Denke

Einleitung

Im Zentrum der Betrachtung und medikamentösen Behandlung des Parkinsonsyndroms stehen im Allgemeinen die Hauptsymptome: Tremor, Rigor und Akinese. Schmerzen hingegen sind ein oft vernachlässigtes Symptom dieser Krankheit. Der folgende Beitrag setzt sich mit Mechanismen und Behandlungsansätzen chronischer Schmerzen beim Morbus Parkinson aus psychologischer Perspektive auseinander.

Die International Association for the Study of Pain (IASP) definiert Schmerz als ein „...unangenehmes Sinnes- und Gefühlserlebnis, das mit aktueller oder potentieller Gewebsschädigung verknüpft ist oder mit Begriffen einer solchen beschrieben wird" [13]. Schmerz ist demnach nicht nur eine Sinnesempfindung, sondern in hohem Maße auch eine Gefühlsempfindung, die die ganze Person erfasst und ihr Verhalten beherrscht.

Chronische Schmerzen sind beim Morbus Parkinson eindeutig somatisch bedingt und werden häufig nicht erkannt oder als Abnutzungsvorgänge der Wirbelsäule definiert, die im mittleren Alter häufig als Nebenbefund vorliegen. Diese Schmerzen in den Extremitäten sind jedoch oft Frühsymptome der Krankheit, z. B. eine Erstmanifestation des Rigors [20]. Im späteren Erkrankungsstadium hängen die Schmerzbeschwerden eng mit dem fluktuierenden motorischen Syndrom [19] zusammen, mit den sogenannten Hyperkinesen bzw. den deutlichen Bewegungseinschränkungen. Schmerzen treten weiterhin zusammen mit Tremor, Verarmung der Ausdrucks- und Mitbewegungen, Erschwerung der intendierten Bewegungen und rigider Erhöhung des Muskeltonus auf. Die starke Muskelanspannung, d. h. der Rigor, führt hierbei zu Schmerzen. Sekundäre Gelenkversteifungen führen ebenso wie unphysiologische Gelenkbelastungen gerade im fortgeschrittenen Erkrankungsstadium zu starken Schmerzen.

Trotz eindeutig somatischer Ursache des Schmerzes wird das Schmerzerleben der Patienten von psychologischen Faktoren überlagert, die an der Aufrechterhaltung des Schmerzes beteiligt sind und das Schmerzerleben verändern können.

Im Frühstadium der Erkrankung sind bei vielen Betroffenen endogen bedingte depressive Verstimmungen [4, 17] zu beobachten, die somatisch verarbeitet werden und somit deutlich Einfluss auf das Schmerzerleben haben. Im späteren Verlauf der Erkrankung erleben die Betroffenen gerade während der „Off"-Phasen, d.h. den Phasen der starken Unbeweglichkeit, Angst, Panik und Depression. In diesen Phasen ist die Aufmerksamkeit vermehrt auf körperliche Symptome und auch Schmerz gerichtet und intensiviert somit das Schmerzerleben. Die reaktiv depressive Krankheitsverarbeitung führt ebenfalls zu einer Aufrechterhaltung der Schmerzen [22]. Auch „zentrale Schmerzen", die als Schmerzen nach Läsionen oder Dysfunktionen des zentralen Nervensystems definiert sind [14], werden im Zusammenhang mit Morbus Parkinson diskutiert. Bei ca. 10% der Patienten wird von einem zentralen Schmerz ausgegangen [2].

Epidemiologie

Die Häufigkeit des Auftretens chronischer Schmerzen im Zusammenhang mit der Parkinsonerkrankung wird sehr kontrovers diskutiert. In der Literatur differieren Angaben zwischen 46% der Erkrankten [11] und 68,7% der Patienten mit Levodopatherapie und 76,2% der Parkinsonpatienten ohne Levodopatherapie [12], die unter Schmerz leiden. Hauptsächlich betroffene Schmerzbereiche sind: 72,2% in den oberen Extremitäten; 68,1% in den unteren Extremitäten; 45,8% im Rückenbereich und 15,2% in der Halsregion, wobei hauptsächlich Schmerzen in Gelenken und Muskeln, d.h. 54,0% Gelenkschmerzen und 28,1% Muskelschmerzen, angegeben werden [12].

Schmerzen gehen bei 39% der Patienten den motorischen Störungen voraus. Im Verlauf der Erkrankung treten insbesondere Muskelkrämpfe episodenartig in den „Off"-Phasen auf.

Ebenso wie bei anderen chronischen Schmerzerkrankungen hängt das Ausmaß der erlebten Schmerzen eng mit der Depressionserkrankung zusammen [18].

Die verhaltensmedizinische Betrachtung des chronischen Schmerzes integriert körperliche und psychische Faktoren des Schmerzes und berücksichtigt dabei drei Ebenen: die psychologisch-subjektive, die motorisch-verhaltensmäßige und die physiologisch-organische Ebene [5]. Im Nachfolgenden werden lernpsychologische Vorgänge dargestellt, die auch zur Aufrechterhaltung des Schmerzes bei der Parkinsonerkrankung beitragen. Daraus resultierende psychologische Behandlungsansätze werden weiterhin vorgestellt. Aufrechterhaltende Prozesse sind instrumentelle (operante) und respondente (klassische) Lernmechanismen, die zur Vermeidung von Verhalten und Fehlinterpretation von Beschwerden beitragen. Diese Lernmechanismen haben einen Einfluss auf die emotionale und gedankliche Verarbeitung des Schmerzes.

Mechanismen der Chronifizierung

Operante Konditionierung

Fordyce formulierte erstmals den Einfluss instrumentellen Lernens auf die Chronifizierung [10].

Operante bzw. instrumentelle Konditionierung ist ein Lernmechanismus, bei dem die Auftretenswahrscheinlichkeit eines Verhaltens aufgrund positiver Konsequenzen erhöht wird. Die Auftretenshäufigkeit des Schmerzverhaltens ist mit dem Auftreten positiver Konsequenzen bzw. dem Wegfall negativer Konsequenzen verbunden.

Es werden drei Mechanismen der Aufrechterhaltung des Schmerzverhaltens dabei diskutiert:

- Unmittelbare positive Konsequenz auf Schmerzverhalten
  Paulsen und Altmeier wiesen an 110 Schmerzpatienten nach, dass mehr offenes Schmerzverhalten gezeigt wurde, wenn unterstützende Partner anwesend waren [15]. D.h., die zuwendenden Reaktionen auf das Schmerzverhalten werden positiv vom Patienten erlebt und verstärken somit das Schmerzverhalten.
  Vermeidung unangenehmer Konsequenzen
- Die zweite Art der Verstärkung ist die sogenannte negative Verstärkung, d.h. das Entfernen eines unangenehmen Reizes. Inaktivität und Schonhaltung der Patienten nach körperlicher Aktivität führen beispielsweise zu einer Reduktion des Schmerzes. Der unangenehme Reiz „Schmerz" wird durch Ruhepausen beseitigt, und es kommt somit zu zunehmender Inaktivität und einer allgemein passiven Haltung. Unter Annahme dieses Modells meidet der Patient aufgrund der Schmerzerfahrung nach körperlicher Aktivität diese. Dem kann entgegengewirkt werden, indem Ruhepausen oder analgetische Medikation zeitkontingent und nicht schmerzkontingent eingehalten werden.
- Zu wenig Verstärkung von „gesundem", schmerzinkompatiblem Verhalten. Betroffene, die unter Schmerzen leiden, erhalten Zuwendung und Aufmerksamkeit nur für Inaktivität. Gesundes und aktives Verhalten wird von der Umwelt kaum wahrgenommen.

Respondenter Ansatz (klassische Konditionierung)

Ein zweiter Lernmechanismus, der entscheidenden Einfluss auf die Chronifizierung der Schmerzen hat, ist das respondente Lernen bzw. die klassische Konditionierung (Modell nach Pawlow). Respondentes Lernen ist ein Lernvorgang, der davon ausgeht, dass eine natürlich angeborene Reaktion des Organismus auf einen bestimmten auslösenden Reiz erfolgt. Wird dieser Auslösereiz mit einem neutralen Reiz gekoppelt, so ist letztendlich das Auftreten des ursprünglich neutralen Reizes ausreichend, um eine Reaktion hervorzurufen. Wie kann man sich Konditionierung von Stress/Anspannung und Schmerz nun vorstellen? Ein schmerzhafter Reiz (unkonditionierter Stimulus) führt zu einer reflektorischen Verspannung der Muskulatur (unkonditionierte Reaktion). Wird dieser schmerzhafte Reiz mit einem völlig neutralen Reiz, z.B. einer Stresssituation (konditionierter Stimulus), gepaart, so wird diese Beziehung bei häufigem gemeinsamen Auftreten gelernt. Der vormals neutrale Reiz löst nun reflektorisch die Muskelspannung (konditionierte Reaktion) aus.

Viele Ereignisse lösen im Laufe der Zeit Verspannung und somit auch Schmerz aus. Belastungen im Alltag führen zu körperlichen Reaktionen an besonders verletzlichen Organen, z.B. Muskelverspannung im Schulter-Nacken-Bereich [6]. Die reaktive Anspannung der Muskulatur führt zum Anstieg der Schmerzwahrnehmung und dann zu weiteren Muskelspannungsreaktionen. Das Resultat ist ein Schmerz-Spannungs-Schmerz-Kreislauf [3], durch den die Patienten mit der Zeit ein Verhalten entwickeln, das Inaktivität, Muskelatrophie, Schmerzen und Muskelverspannung hervorruft.

Kognitive Aspekte der Schmerzverarbeitung (Schmerzgedächtnis)

Nicht nur Lernmechanismen sind entscheidend für die Aufrechterhaltung des Schmerzes, auch kognitive Aspekte, die generelle Bewertung von Schmerz und aversiven Ereignissen, sind entscheidend.

Patienten haben oft eine passive und hilflose Einstellung den Krankheitsbeschwerden und somit auch dem Schmerz gegenüber. Die Unvorhersagbarkeit und Unkontrollierbarkeit der Schmerzreize engen die Wahrnehmung auf den Schmerz ein. Die Erwartung des Schmerzes führt letztendlich zu einer Konzentration auf den Schmerz. Diese Hilflosigkeit hat mangelnde Bewältigungsreaktionen, beispielsweise sozialen Rückzug, zur Folge. Kognitive Prozesse können demnach schmerzfördernde Faktoren sein. Sie beeinflussen die Schmerzwahrnehmung, die Schmerzbewertung und das Schmerzgedächtnis. Durch Hilflosigkeitsgefühle dem Schmerz und den Beschwerden gegenüber entwickelt sich ein Kreislauf, der durch Schonverhalten, Inaktivität und Spannung gekennzeichnet ist. Die Bewältigungsstile im Umgang mit der Krankheit und den Beschwerden resultieren aus negativer Erfahrung, persönlicher Schmerzgeschichte und ganz persönlichen Bewältigungsstrategien [6].

Therapeutische Beeinflussbarkeit des chronischen Schmerzsyndroms

Multiaxiale Diagnostik und differentielle Indikation

Aus den Mechanismen der Aufrechterhaltung und Intensivierung des Schmerzes werden im Folgenden entsprechende Behandlungsansätze abgeleitet. Vor der Behandlung steht jedoch eine differenzierte interdisziplinäre Diagnostik. In einer umfassenden Diagnostik werden unterschiedliche Aspekte des Schmerzes betrachtet, d.h. das Schmerzproblem wird auf allen relevanten Ebenen beschrieben [8], auf

- der organischen Ebene, die der Erhebung des organischen Befundes dient,
- der verbal-subjektiven Ebene, die der Erfassung der Schmerzintensität und der Auswirkungen der Schmerzen dient,
- der motorischen Verhaltensebene, die das Schmerzverhalten erfasst, und

- der psychophysiologischen Ebene, die die psychophysiologische Reagibilität der Patienten und Informationen über das allgemeine Aktivierungsniveau erfasst.

Aus dieser umfangreichen Diagnostik kann dann eine differentielle Indikation erstellt werden unter Berücksichtigung respondenter, operanter und kognitiver Faktoren, die den Schmerz beeinflussen.

Behandlungsansätze

Grundlage jeder Behandlung ist bei Morbus Parkinson eine bestmögliche individuell abgestimmte medikamentöse Behandlung. Darauf aufbauend ist sowohl eine krankengymnastische Betreuung, die der Aufrechterhaltung und Erhöhung der Beweglichkeit, der Aktivierung und der damit verbundenen Steigerung des Selbstwertgefühls, der Einübung verlorengegangener motorischer Muster und der Schulung der Selbstwahrnehmung des Patienten dient. Entscheidenden Einfluss auf das Erleben der Schmerzen und dadurch bedingte Verhaltensänderungen haben psychologische Schmerzbewältigungstrainings.

Operante Schmerztherapie

Kriterien für die Zuweisung zu einer operanten Schmerztherapie sind zum einen ein hohes Schmerzverhalten, wenig Aktivität - durch ein Tagebuch erfassbar, identifizierbare Verstärkung für Schmerz, und die Bereitschaft der Angehörigen zur Mitarbeit.

Ziel dieser Therapieform ist der Abbau des Schmerzverhaltens und der Aufbau des gesunden, schmerzinkompatiblen Verhaltens.

- Diese Therapieziele werden mittels verschiedener Strategien umgesetzt: systematische Verhaltensübungen;
- Selbstsicherheitstraining zur Förderung der Selbstsicherheit, des Selbstvertrauens und der sozialen Kompetenz durch
  - Minimierung von Vermeidungsverhalten,
  - Verhaltensproben (Einkaufen gehen, trotz Angst vor der Situation),
  - Rollenspiele (Erklärung der Krankheit),
  - Probehandeln,
  - Abwehr von aggressiven Übergriffen;
- Übungen mit Bezugspersonen, die häufig schmerzverstärkendes Verhalten fördern (z. B. Arbeit abnehmen);
- Entkoppelung körperlicher Aktivität vom Schmerz.

Klassische Konditionierung – Entspannungsverfahren

Entsprechend der Annahme, dass klassische Konditionierung entscheidend für die Aufrechterhaltung des Schmerzes verantwortlich ist und ein Schmerz-Spannungs-Kreislauf erlernt wurde, ist ein Behandlungsziel, diesen Kreislauf zu durchbrechen. Therapeutische Möglichkeiten sind hierbei Entspannungsverfahren, wie die progressive Muskelrelaxation nach Jacobson oder autogenes Training nach Schulz. Eine krankheitsadaptierte Form der progressiven Muskelrelaxation ist beim Morbus Parkinson besonders geeignet, da dieses Entspannungsverfahren vor allem muskulär reagibel ist und schneller von den Patienten erlernt wird als das autogene Training.

Ein weiteres Entspannungsverfahren ist das Biofeedback, das besonders bei Patienten, die psychophysiologisch hoch reagibel sind, indiziert ist. Beim Biofeedback wird ein normalerweise nicht bewusst ablaufender körperlicher Vorgang der bewussten Wahrnehmung zugänglich und damit beeinflussbar gemacht, z. B. Muskelspannung. Elektroden werden im Schmerzbereich, z. B. im Bereich der Lendenwirbelsäule, angebracht. Mittels Computer werden die abgeleiteten physiologischen Parameter, z. B. das EMG, verstärkt und zurückgemeldet. Dem Patienten wird die Anspannung somit direkt sichtbar gemacht und er lernt, diese Anspannung auch in Stresssituationen zu reduzieren. Ein Vorteil des Biofeedbackverfahrens ist die besonders deutliche schmerzortspezifische Reagibilität.

Kognitive Behandlungsansätze – Schmerzbewältigungstraining

Eine weitere Behandlungsmöglichkeit, die sich aus den zu Beginn dargestellten Mechanismen ergibt und einen Einfluss auf die Lernmechanismen ausübt, ist das kognitiv-verhaltenstherapeutisch orientierte Schmerzbewältigungstraining. Kognitive Umstrukturierung und eine Problemlösungskomponente verändern hierbei die mangelnden Stress- und Schmerzbewältigungsfertigkeiten positiv. Schmerzbewältigungstrainings vermitteln den Patienten bessere Strategien zum Umgang mit Schmerz. Dazu werden Entspannungsverfahren erlernt, um diese in Stress- und Anspannungssituationen einzusetzen. Die Vorgehensweise beim Problemlösen wird im Rahmen eines allgemeinen Problemlösetrainings erlernt und Ablenkungsmöglichkeiten werden vermittelt, um die Aufmerksamkeit, d. h. die Wahrnehmung, weg vom Schmerz zu lenken. Imaginationsübungen werden durchgeführt. Allgemeines Ziel ist eine aktive Einstellung des Patienten zum Umgang mit dem Schmerz und ein Ausweg des Betroffenen aus seiner hilflosen, einfach konsumierenden Rolle.

Besonderheiten in der psychologischen Schmerztherapie beim Morbus Parkinson ergeben sich unter anderem durch die Altersstruktur der Patienten, die oft mit Vorurteilen wie „Schmerz ist bei älteren Menschen normal" oder „Da ist ohnehin nichts mehr zu machen" konfrontiert werden. Daraus resultiert, dass gerade ältere Menschen meist schmerztherapeutisch unterversorgt sind. Bei Parkinsonpatienten steht die Therapie der organischen Ursachen des Schmerzes meist im Mittelpunkt der Behandlung, ohne auf die schmerzverändernden psychischen Komponenten einzugehen. Doch auch im Alter können psychologische Schmerztherapien das Erleben der Schmerzen positiv beeinflussen. Die klare Struktur der Verhaltenstherapie kommt dabei den Patienten entgegen. Oft geht eine kognitive Verlangsamung mit dem Verlauf der Parkinsonerkrankung einher und ist auch in der psychologischen Schmerztherapie zu beachten, d.h. es sollte mehr Zeit für Edukationen und das Vermitteln von Entspannungsverfahren eingeplant werden.

Psychische Störungen wie Depressionen und Ängste, die häufig im Zusammenhang mit Morbus Parkinson auftreten, können auch zu einer Manifestation des Schmerzes führen. Sie sollten daher in der psychologischen Schmerztherapie berücksichtigt werden.

■ Effektivität verhaltenstherapeutischer Schmerztherapie

Am Schluss der Betrachtung stellt sich die Frage, sind solche Behandlungsansätze sinnvoll, und wie effektiv sind sie?

Eine Metaanalyse zur Effektivität psychologischer Interventionen bei chronischen Rückenschmerzen und gemischten Schmerzen [9] wies eine durchschnittliche Verbesserung des zusätzlich psychologisch behandelten Patienten im Vergleich zum nicht psychologisch behandelten Patienten nach. Interdisziplinäre Therapien ergaben eine 47%ige Verbesserung 3 Monate nach der Therapie und eine 48%ige Verbesserung ca. 1,5 Jahre nach der Therapie. Im Durchschnitt konnte eine Verbesserung um 48% gegenüber ausschließlich medizinischer Therapie nachgewiesen werden. Die Verbesserung wurde auf der Ebene des Schmerzes, der Beeinträchtigung durch den Schmerz, der Stimmung, des Verhaltens und der Psychophysiologie gemessen.

Auch unter Berücksichtigung der Altersstruktur konnte für ältere Menschen sowohl für die Biofeedbacktherapie [1] wie für operante und kognitive Verfahren eine Wirksamkeit nachgewiesen werden [16].

■ Schlussfolgerung

Die Behandlung des Morbus Parkinson und somit auch die schmerztherapeutische Therapie ist zunächst einmal medikamentös umzusetzen. Dennoch wird durch den deutlich organischen Befund der psychologische Interventionserfolg nicht geschmälert, da der Chronifizierung des Schmerzes u.a. Lernprozesse zugrunde liegen. Bei einer Berücksichtigung der Grunderkrankung und der damit verbundenen Beschwerden ist eine psychologische Schmerztherapie äußerst sinnvoll. Die Behandlung eines solch komplexen Problems wie das des chronischen Schmerzsyndroms bei der Parkinsonerkrankung ist nur interdisziplinär umsetzbar. Ärzte, Psychologen,

Krankengymnasten, Ergotherapeuten sollten im Team an der Reduktion der Beschwerden und somit der Aufrechterhaltung des Aktivseins, der Lebensfreude und Lebensqualität arbeiten.

Literatur

1. Abrahamson CF (1987) Response to a challenge – Effective Treatment of the Elderly through Thermal Biofeedback Combined with Progression Relaxation. Biofeedback and Self-Regulation (12):121–125
2. Boivie J (1999) Central Pain Syndromes. IASP Press, Seattle
3. Cobb CR, DeVries HA, Urban RT, Luekens CA, Bagg RJ (1975) Electrical activity in muscle pain. American Journal of Physical Medicine 54:80–87
4. Dooneief G, Mirabello E, Bell K, Marder K, Stern Y, Mayeux R (1992) An estimate of the incidence of depression in idiopathic Parkinson's disease. Arch Neurol 149(4):443–454
5. Flor H, Birbaumer N, Turk DC (1990) The psychobiology of chronic pain. Advances in Behavior Research and Therapy 12:47–84
6. Flor H (1991) Psychobiologie des Schmerzes. Huber, Bern
7. Flor H, Birbaumer N (1991) Comprehensive assessment and treatment of chronic back pain patients without physical disabilities. In: Bond MR, Charlton JE, Woolf CJ (eds) Proceedings of the VIth World Congress on pain. Elsevier, Amsterdam, New York, Oxford, pp 229–234
8. Flor H, Behle D, Herrmann C (1992) Psychophysiologische Methoden bei der Diagnose chronischer Schmerzen. In: Geissner E, Jungnitsch G (Hrsg) Psychologie des Schmerzes. Diagnose und Therapie. PVU, Weinheim
9. Flor H, Frydrich T, Turk DC (1992) Efficacy of multidisciplinary pain treatment centers: A meta-analytic review. Pain 49:221–230
10. Fordyce WE (1976) Behavioral methods for chronic pain and illness. Mosby, St. Louis
11. Goetz CG, Tanner CM, Levy M, Wilson RS, Garron DC (1986) Pain in Parkinson's disease. Mov Disord 1(1):45–49
12. Marinkovic Z, Kostic V, Covikovic-Sternic N, Marinkovic S (1990) Pain in patients with Parkinson disease. Srp Arh Celok Lek 118(11-12):463–466
13. Merskey H (1982) Classification of chronic pain. Diseriptions of chronic pain syndromes and definitions of pain terms. Pain (Suppl 3)
14. Merskey H, Bogduk N (1994) Classification of Chronic Pain: Descriptions of Chronic Pain Syndroms and Definition of Terms, 2nd ed. IASP Press, Seattle
15. Paulsen JS, Altmeier EM (1995) The effects of perceived versus enacted social support on the discriminative cue function of spouses for pain behaviors. Pain 60:103–110
16. Sorkin BA, Rudy TE, Hanlon RB, Turk DC, Stieg RL (1990) Chronic Pain in Old and Young Patients. Differences Appear Less Important than Similarities. Journal of Gerontology. Psychological Sciences (45):64–68
17. Starkstein SE, Preziosi TJ, Boldue PL (1990) Depression in Parkinson's disease. J Nerv Ment Dis 178(1):27–31
18. Starkstein SE, Preziosi TJ, Robinson RG (1991) Sleep disorders, pain, and depression in Parkinson's disease. Eur Neurol 31(6):352–355
19. Stein WM, Read S (1997) Chronic pain in the setting of Parkinson's disease and depression. J Pain Symptom Manage 14(4):255–258
20. Strenge H, Schultz-Venrath U (1995) Parkinson-Krankheit. In: Ahrens S, Hasenbring M, Schultz-Venrath U, Strenge H (Hrsg) Psychosomatik in der Neurologie. Schattauer, Stuttgart, New York, S 228–250
21. Tison F, Enning GK, Volonte MA, Poewe WR, Henry P, Quinn NP (1996) Pain in multiple system atrophy. J Neurol 243(2):153–156
22. Waters CH (1997) Managing the late complications of Parkinson's disease. Neurology 49(1):49–57

Biofeedback: Möglichkeiten der Diagnostik und der adjuvanten Behandlungsstrategie beim Parkinson-Rigor

D. Emmans

Einleitung

Methoden des Biofeedbacks (BF) sind bei der Behandlung einer Anzahl muskulärer, neuronaler und autonomer Erkrankungen erfolgreich eingesetzt worden, wie: Hypertonus, Migräne und Spannungskopfschmerzen, kardiale Rhythmusstörungen, Buxismus, Epilepsie, Inkontinenz, Morbus Raynaud und andere neuromuskuläre Störungen [5, 6]. Die Forschungsergebnisse sind teilweise rein qualitativ („verbessert“ oder „nicht verbessert“), mittlerweile liegen aber auch quantitative Daten vor, die die hohe Relevanz des BF für die Linderung dieser Störungen und Erkrankungen belegen. Die Effektivität des BF bei anderen Erkrankungen wird noch kontrovers diskutiert, wie z. B. bei Aufmerksamkeitsdefiziten, Asthma bronchiale, Insomnie, Torticollis, Stottern, Phantomschmerzen, Phobien und Panikattacken.

In der Literatur gibt es keine empirischen (weder qualitativen noch quantitativen) Studien zum Nutzen eines BF-Trainings in der Behandlung des Morbus Parkinson. Theoretisch könnte ein solches Training eingesetzt werden, um entweder

- einen erniedrigten Muskeltonus in nicht genügend innervierten Muskelgruppen (wie beim hypo- oder akinetischen Patienten) zu erhöhen, oder umgekehrt
- einen schmerzhaft gesteigerten Muskeltonus (wie beim Rigorpatienten) zu reduzieren.

In einer Pilotstudie sollte der Nutzen eines BF-Gerätes an Parkinsonpatienten untersucht werden,

- um den Tonus quantitativ zu messen, und außerdem
- um therapieresistente Patienten mit Residualrigor zu behandeln.

BF in der diagnostischen Arbeit. Die Ausstrahlung eines EMG-Signals (die Summe der bioelektrischen Potenzialverschiebungen in Muskelfasern und an den neuromuskulären Endplatten) kann an der Hautoberfläche mit Hilfe oberflächlich platzierter mikroelektronischer Sensoren registriert werden. Die Ladungsträger dabei sind teilweise biologische, teilweise externe, bei einem Messbereich von 0–1000 μV. Die Summe der Potenziale entspricht dem Grad der Anspannung einer Muskelpartie.

BF in der Behandlung. Die Relevanz des BF gründet nicht nur auf empirische diagnostische Daten, sondern vor allem auf die therapeutische Wirkung beim jeweiligen Patienten. BF unterstützt einen Lernvorgang, bei dem die Patienten selber ein erhebliches Maß an Einflussmöglichkeiten auf ihre sonst unbewussten oder nur schwach wahrnehmbaren physiologischen Parameter nehmen können. Mit Hilfe von grafischen Displays, einfachen akustischen Rückmeldungen, Videos etc. bekommen die Patienten unmittelbare, kontinuierliche Rückmeldungen z.B. über das Ausmaß ihrer Muskelspannungen. Mit der zeitgleichen Rückmeldung der sonst nicht willentlich beeinflussbaren körperlichen Reaktionen entsteht mit der Zeit die Möglichkeit der bewussten Kontrolle. Deshalb stellt ein BF-Training eine Form des operanten, instrumentalen Verfahrens [1] und somit eine psychophysiologische Therapiemethode dar [4]. BF ermöglicht nicht nur die objektive Messung und Wahrnehmung physiologischer Prozesse, sondern auch deren gezielte Beeinflussung und eine Selbstregulierung ansonsten unwillkürlicher Körperfunktionen.

Methode

Die Studie gliedert sich in 4 Messungsphasen: Die Baseline-Messung (mit offenen Augen, entspannt, im Sitzen), 2 Messungen unter Bedingungen des

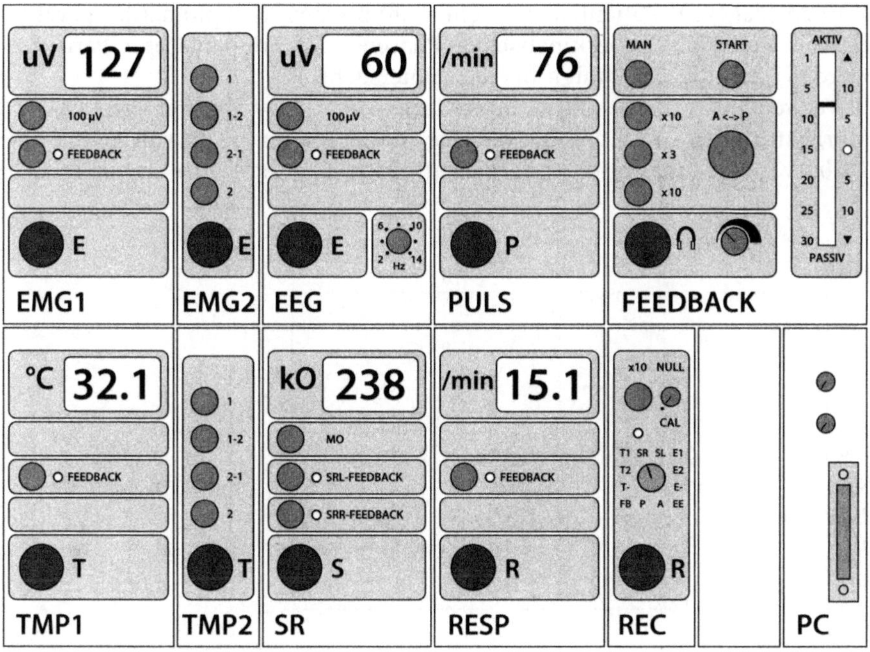

Abb. 1. Das SOM-Biofeedback-Gerät 4500

Autogenen Trainings (AT; der Testleiter spricht formelhafte Sätze) und anschließend des Biofeedbacks (mit einem akustischen Signal), und zuletzt eine Phase mit offenen Augen, entspannt, im Sitzen. Die Phasen mit AT und mit BF werden im Cross-over-Design gewechselt. Wegen der sehr hohen intraindividuellen Varianz der bisherigen Messungen von einem Tag zum anderen vergleicht man die Daten einer einzigen Sitzung miteinander. Die Sitzungen dauern mit Vorbereitungsinstruktionen bis zu 30 Minuten.

Baseline	Autogenes Training	Biofeedback	Endphase
etwa 2 min	5 min	5 min	etwa 2 min

Auf die Muskelpartie, die dem Patienten Beschwerden oder Haltungsanomalien verursacht, werden zwei Oberflächen-Messelektroden geklebt, dazwischen wird die Bezugselektrode platziert. Der Patient wird instruiert, sich bei offenen Augen und ohne Bewegung zu entspannen. Anschließend folgt entweder eine Phase mit den formelhaften Sätzen des AT, bei geschlossenen Augen, oder ein BF-Training: Aufgabe des Patienten ist es dabei, die Muskelspannung herabzusetzen, indem er individuell versucht, das akustische Signal tiefer werden zu lassen. Die Frequenzabnahme signalisiert dem Patienten die zunehmende Entspannung.

Nur Patienten mit einem idiopathischen Parkinson und einem klinisch imponierenden Rigor wurden untersucht. Das Alter, Geschlecht und das Niveau der Kognition stellt keine Ausschlusskriterien dar. Ausgeschlossen wurden dagegen Patienten mit einer atypischen Symptomatik, psychotischen Episoden, hyperkinetischen Phasen oder Tremor. Zehn Patienten wurden nach diesem Design bis jetzt untersucht.

Verwendet wurde das SOM Biofeedback-Gerät 4500 von der Firma SOM, Murrhardt (siehe Abb. 1), das kleinste Muskelspannnungen von 0,1 μV bis 1000 μV misst und entweder visuell (grafisch als Kurve oder in einem sich

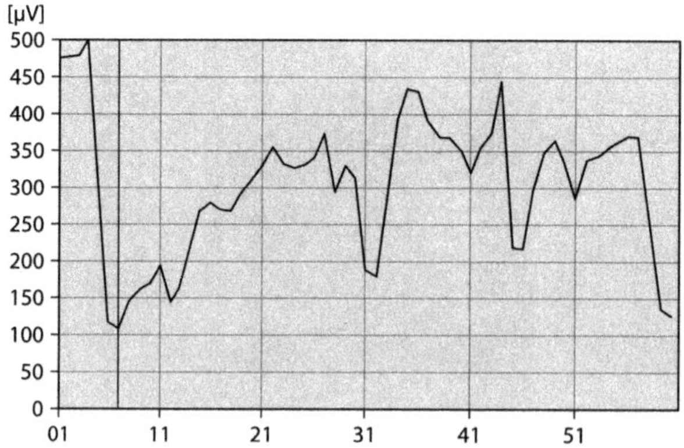

Abb. 2. Grafische Darstellung der Ergebnisse einer Biofeedback-Sitzung im Monitor

verändernden Farbbild) oder akustisch (als sich verändernde Tonhöhe im Kopfhörer) wiedergibt (s. Abb. 2, 3, 4 und 5).

Die Normdaten für einige ausgewählte Muskeln im entspannten Zustand (Tabelle 1) zeigen, wie niedrig der Tonus bei verschiedenen Muskeln bei der Normpopulation liegt, und auch, wie groß die Varianz ist [2, 3].

Muskeln, die im Ruhestand sind, erreichen in der Normpopulation im Schnitt 0,3–10 μV. Muskeln, die verspannt sind, erreichen 4–40 μV.

Ergebnisse

1. Parkinsonpatienten haben Muskelspannungen, die das Fünf- bis Zehnfache, gelegentlich das 45-fache der normalen Werte erreichen. Die EMG-

Tabelle 1. EMG-Normdaten für die mittels EMG-Biofeedback gemessene Spannung in ausgewählten Muskeln

Muskel	μV: links sitzend (Standardabweichung)	μV: rechts sitzend (Standardabweichung)
Frontalis	2,0 (2,1)	1,8 (1,9)
Temporalis	2,4 (2,0)	2,4 (2,1)
Masseter	1,7 (1,4)	1,8 (1,2)
SCM	1,3 (1,2)	1,3 (1,9)
CPS	1,9 (1,2)	1,9 (1,1)
Trapezius	2,2 (2,5)	2,3 (2,8)
T1	2,4 (2,1)	2,2 (1,7)
T6	2,6 (2,9)	2,5 (2,6)
T10	2,4 (2,9)	2,1 (2,8)
L3	2,1 (2,7)	1,8 (2,6)

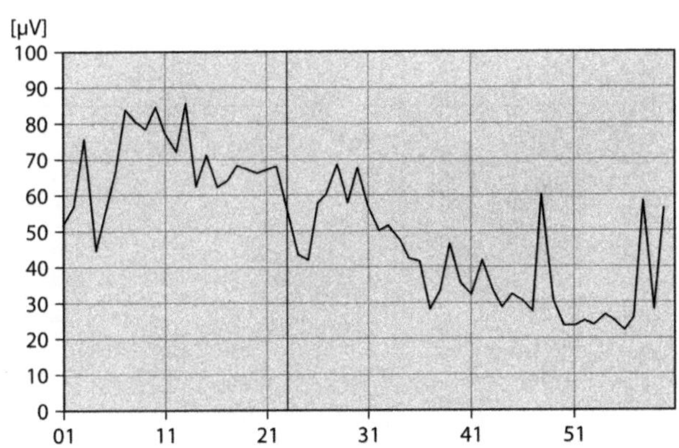

Abb. 3. EMG-Kurve eines Patienten während der Baseline

Spannungskurve bei den Patienten fluktuiert noch dazu extrem stark (s. Abb. 3).
2. Entspannungsübungen nach dem AT tragen dazu bei, den nach medikamentöser Behandlung noch vorhandenen, therapieresistenten Residualrigor während der Sitzungen um bis zu 50% zu senken (s. Abb. 4).
3. Die unmittelbaren, konstanten Rückmeldungen über den momentan Rigor beim BF ermöglichen eine zusätzliche Reduktion des Rigors um bis zu weiteren 10–20%. Die durch BF erreichten Verbesserungen sieht man in der niedrigeren Spannungskurve wie auch in der Tatsache, dass die Zeiten, in denen eine bestimmte Spannung über mehrere Sekunden lang gleich gehalten wird, zunehmen: Die Variabilität nimmt also ab (s. Abb. 5).
4. Innerhalb 5 bis 10 Sitzungen kann der Residualrigor meistens bis unter die Schmerzschwelle reduziert werden, noch ehe Verbesserungen in der Haltung oder im subjektiven Grad der Steifheit wahrgenommen werden.

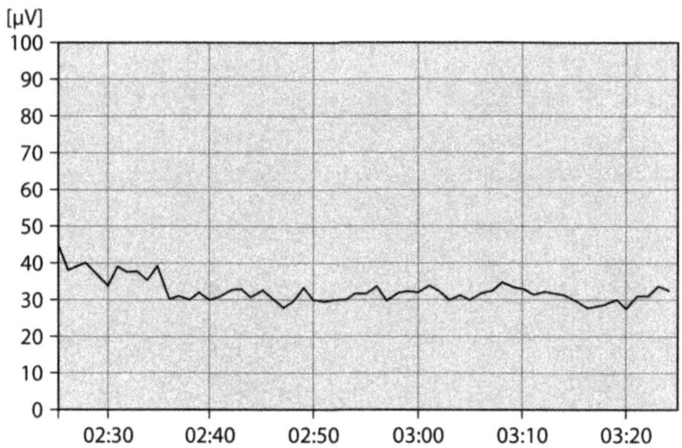

Abb. 4. EMG-Kurve während der AT-Phase

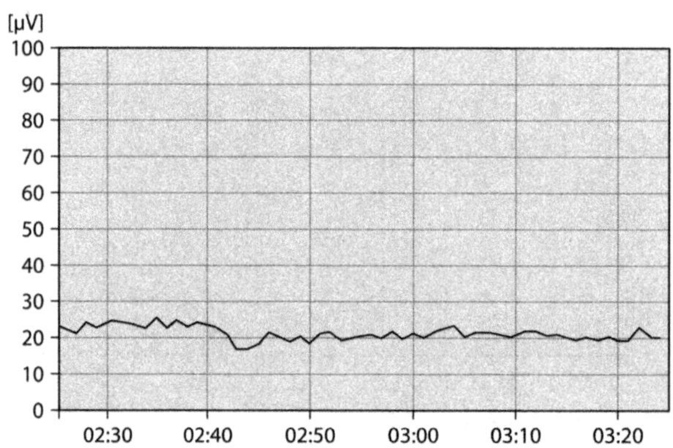

Abb. 5. EMG-Kurve während der BF-Phase

5. Hohes Alter interferiert nicht mit dem Biofeedback-Erfolg. Patienten von über 80 Jahren haben in unserer Klinik einen ähnlichen Erfolg wie die viel Jüngeren. Schulbildung ist auch nicht mit dem Grad an Biofeedback-Erfolg assoziiert. Die therapeutische Wirksamkeit bleibt aber auf den Personenkreis beschränkt, der hochmotiviert ist, seine Symptome durch eigene Aktivität zu beeinflussen.

Diskussion

Die Techniken des Biofeedbacks ermöglichen Entspannung und reduzieren Muskelverspannungen bis unter die Schmerzgrenze. Wertvoll für den Patienten ist, dass mit Biofeedback eine nebenwirkungsfreie Methode auf psychischer Ebene verfügbar ist, die die aktive Krankheitsbewältigung unterstützt. Die Muskelverspannung oder zumindest der vom Patienten selbst verursachte Anteil an diesem Syndrom kann aktiv reduziert werden.

Ein weiterer Hauptvorteil von Biofeedback ist, dass mit Hilfe tragbarer Geräte diese Technik auch ohne weitere Unterstützung in häuslicher Umgebung auf Dauer angewandt werden kann.

Obwohl Entspannungsübungen zweifellos sinnvoll sind, kann die Entspannung selbst nicht durch die Selbsteinschätzung der Patienten sicher bewiesen oder reliabel evaluiert werden. Dies wäre nur durch direktes Feedback oder durch ein Oberflächen-EMG möglich. Doch dazu ermöglichen Entspannungsübungen alleine (ohne Therapeuten oder objektive Messungen) keine unmittelbare Einsicht in die Möglichkeiten, die Tiefe der Entspannung zu verbessern, da eine direkte, unmittelbare und detaillierte Rückmeldung fehlt. Die Erfahrung des Patienten, die Muskelverspannungen durch eigene Kraft mehr oder weniger reduziert zu haben, und das Vertrauen in den Wert der Entspannungsübungen können erst mit den Messungen durch Biofeedback-Geräte überzeugend verstärkt werden.

Literatur

1. Birbaumer N, Schmidt RF (1991) Biologische Psychologie. Springer, Berlin, Heidelberg, New York
2. Cram J (1990) Clinical EMG for Surface Recording, vol 2. Clinical Resources, Nevada
3. Rehfisch HP (1998) Einführung in die Biofeedbacktherapie. ITAP, Göttingen
4. Schenk C (1989) Biofeedback. Perimed, Erlangen
5. Shellenberg R, Amar P, Schneider C, Turner J (1994) Clinical Efficacy and Cost Effectiveness of Biofeedback Training, 2nd edn. APA, Colorado
6. Waschulewski-Floruß H, Miltner W, Haag G (1993) Biofeedback. In: Linden M, Hautzinger M (Hrsg) Verhaltenstherapie. Springer, Berlin, Heidelberg, New York, S 99–105

Heileurhythmie bei Morbus Parkinson

L. Reinnardy

Einführung

Die Heileurhythmie hat sich für vielfältige Krankheitsbereiche als hilfreiche Bewegungstherapie bewährt und wird als Einzeltherapie für Parkinsonpatienten angeboten.

Was heißt Eurhythmie? Das Wort stammt aus dem Griechischen – **Eu** – heißt **schöner, rythmie** heißt **Rhythmus**. Es kann daher als schöner Rhythmus oder auch harmonischer Rhythmus übersetzt werden.

Elementare Lautgebärdenbewegungen

Die Eurythmie ist eine Bewegungskunst. Der Bewegungsansatz wird von der Sprachbewegung her abgeleitet. Wie der ausatmende Luftstrom beim Sprechen von Kehlkopf, Lippen, Zähnen und Gaumen geformt wird, wird dies als große Bewegung mit den Armen, Beinen, ja oft mit dem ganzen Rumpf ausgeführt.

Es werden also die den einzelnen Lauten zugrundeliegenden Bewegungsgebärden in der Eurhythmie auf die gesamte Bewegungsgestalt des Menschen übertragen.

Diese elementaren Lautgebärdenbewegungen der Sprache wurzeln in jedem Menschen.

Beispiele

Nimmt man den Laut – **A** – und spricht man ihn aus – **A** –, so öffnen sich Stimmbänder, Rachen und Mund. Im Kehlkopf bildet sich der Sammelpunkt für diese Öffnung. Im Seelischen zeigt der spontane Ausruf **„A“** ein inneres Erstaunen.

In der Heileurhythmie wird nun entsprechend mit den Armen oder Beinen ein Winkel gebildet, der die Gebärde des – **sich Öffnens** – ausdrückt.

Ein weiteres Beispiel das – **L** –: Es wird sprachlich so gebildet, dass sich die Zunge an den Gaumen legt, und die Luft in zwei Winkel links und rechts der Zunge ausströmt.

In der Heileurhythmie werden beide Arme von innen aufsteigend nach außen in Kreisen auseinander und von außen nach unten wieder zusammengeführt. Als Impuls hat es ein Ausweiten und ein Verklingen gleich einer aufsteigenden Fontäne.

Toneurhythmie

Ebenso wie die **Sprachbildung** in die Bewegung umgesetzt wird, geschieht diese Umsetzung mit den musikalischen Gesetzmäßigkeiten in der **Toneurhythmie.** Jeder einzelne Ton der Skala, Dissonanzen, Konsonanzen, Intervalle etc. finden ihren eurythmischen Gebärdenausdruck. Diese Bewegungen können als Grundformen menschlicher Bewegung verstanden werden, wie sie bereits im embryonalen Entwicklungsprozess gebildet werden.

Werden diese Bewegungen unter therapeutischer Anleitung geweckt und im kranken Körper zur Gestaltung gebracht, erlebt der Patient nicht nur eine Harmonisierung der Lebensvorgänge, er steigt vielmehr mit seinem bewussten Willen aktiv in den Genesungsvorgang ein und wird somit Mitgestalter seiner jeweiligen Gesundheitssituation.

Die Heileurhythmie will therapeutisch in dreifacher Weise wirken:

- die gesunden Anteile bei körperlichen Beschwerden und Behinderungen aufgreifen,
- auf den psychosozialen Kontext Einfluss nehmen,
- ein aktives Gestalten des Gesundungsprozesses durch Integration der Krankheit in die Biographie ermöglichen.

Zur Diagnose und Dokumentation des Patienten bei Anwendung der therapeutischen Behandlungen wird auf vier Ebenen geschaut (Tabelle 1).
Diese Beobachtungen und Aussagen geben zu erkennen, wo ein Ungleichgewicht vorliegt. Das Wirkungsziel der Heileurhythmie ist es, ein individuelles „normales“ Gleichgewicht auf diesen vier Ebenen anzustreben.

Tabelle 1. Zur Diagnose wird auf vier Ebenen geschaut

Körperliche Ebene	Funktionelle Ebene	Emotionale Ebene	Geistige Ebene
Gewicht Symmetrie Haltung Proportionen Blick	Dynamik der Bewegung Stauungen Ist der Bewegungsstrom: zäh, dicht, fließend, gerissen...	In der Empfindung zu: schwach verschlossen überschießend	Wahrnehmung Eigenaktivität oder reine Nachahmung Erinnerungsfähigkeit

Wirkungsweise:

- rhythmische Anwendung der Behandlung (z. B. regelmäßig zweimal die Woche),
- eine rhythmische Untergliederung der einzelnen Behandlung,
- rhythmisches, eigenes Üben des Patienten.

Beim Parkinsonpatienten ist zu beobachten, dass er in allen Lebensfunktionen allmählich in eine zunehmende Erstarrung fällt, es kommt zu bedingten Bewegungsstörungen.

Drei Bewegungsbilder charakterisieren die Erkrankung: Tremor, Rigor, Akinese.

Der Tremor. Hier handelt es sich um einen aus den Fugen geratenen Prozess des sonst unbewussten Gebrauchs von Agonist und Antagonist. Das natürliche Wechselspiel dieser beiden gerät in zwanghafte Verknüpfung.

Der Laut – **L** –, mit dem Patienten in Bewegung umgesetzt, übt das **Beugen-Strecken, Strecken-Beugen** in harmonischer Weise wieder neu. Durch die gezielt geführte Bewegung hört das Zittern in der Bewegung auf.

Der Rigor. Hier ist das Entspannen des nicht aktiven Muskels reduziert. Ein gewisser Endzustand ist eingetreten durch permanent erhöhten Tonus. Durch konsequentes Üben aller angeordneten Lautbewegungen, insbesondere aber durch den Laut – **M** – kann der erhöhte Tonus langsam wieder in eine Lösung und eine Geschmeidigkeit verwandelt werden.

Die Akinese kann man auch als Sprachlosigkeit gegenüber den Mitmenschen, gegenüber dem Raum und der Umwelt und gegenüber sich selbst interpretieren. Hier helfen Lautgebärden, Stoßlaute des Alphabets einerseits und auch Vokale, besonders das – **A** – und das – **E** – sowie auch, soweit dies möglich ist, Rückwärtsgehen mit einem Laut, z. B. – **K** –.

Bei Schwierigkeiten mit der Feinmotorik ist das – **H** – recht hilfreich. Es kommt bei diesem Laut noch die Geistesgegenwart der Ausführung hinzu, denn dem Parkinsonpatient fehlt nur der Ausführungsmoment. Hier hilft ihm der eigene Laut im Sinne einer freundschaftlichen **„Überrumpelung“.** Die Vokale benötigen schon in der Sprachbildung ein Anschwellen und Abklingen der Stimmhaftigkeit.

In der Gebärdensprache ist das noch intensiver zu berücksichtigen. Wird der Laut im Gesichtsfeld gestaltet, kann der Patient die Bildung gut verfolgen, und der Laut kann auch gut gefühlt werden.

Leidet der Parkinsonpatient oft innerlich unter „Zeitverlust“ mit dem Gefühl, keine Zeit zu haben, so wird durch dieses Gestalten der Bewegung der Patient aus der unbegründeten Zeitnot in ein voll verantwortliches und befriedigendes Tun gelangen.

Zusammenfassung

Die Schilderung eines Patienten als spontane Reaktion nach einer Therapiestunde: Er habe das Erlebnis, dass innerlich etwas angesprochen worden sei, und erlebe eine seelische „Befriedigung“ oder auch ein innerseelisches „Entspannen“ und Sich-lösen-können. Der Patient erlebt, wenn er selber die Gebärdensprache gestaltet, wie diese beruhigend, harmonisierend und ausgleichend auf ihn wirkt.

Er ist also aktiv gefordert, ohne dabei in Stresserlebnisse zu kommen, allmählich eine Lösung und gleichzeitig innere Kräftigung im Allgemeinbefinden zu erfahren. Die von innen her ansetzende Bewegung der einzelnen Gebärden, die eine gewusst geführte Bewegung ist, wird als lösend und entkrampfend empfunden. Die verselbständigte Eigenbewegung - der Tremor - kommt durch eine geführte Bewegung zur Ruhe, und die Blockaden werden dabei überwunden.

Die Heileurhythmie bietet eine sinnerfüllte, seelisch aufbauende Therapie an, die den Patienten in seiner Eigenaktivität stärkt und ihm somit ein Gefühl gibt, der Krankheit nicht mehr so hilflos ausgeliefert zu sein.

Literatur

1. Steiner R (1966) Heileurythmie
2. Kirchner-Bockhold M (1981) Gundelemente der Heileurythmie
3. Steinke U (1998) Lesebuch Heileurythmie
4. Horny J (1986) Eurythmie - die heilende Bewegungskunst
5. Wennerschon L (1996) Was ist Heileurythmie?
6. Treichler M (1998) Therapieangebot in der Anthroposophischen Medizin

Sexualität und Morbus Parkinson – Erfahrungen aus Patientenbefragungen

A.-R. van den Berg-Mantkowski

Theoretische Überlegungen

In den letzten Jahren ist vor allem von jüngeren Parkinsonpatienten über Probleme im Bereich des Sexuallebens berichtet worden. Die Schulmedizin wendet sich in jüngster Zeit diesem Problemkreis durch statistische Erhebungen zu. Auf urologischem Sektor hat es darüber hinaus seit Jahren eine Beratung bei erektiler Dysfunktion gegeben.

Von Angehörigen der Parkinsonpatienten ist die Problematik einer verstärkten sexuellen Appetenz seit der Einführung der L-Dopa-Präparate häufiger thematisiert worden.

Parkinsonpatienten beklagen, dass sie über Medikamentennebenwirkungen auf den Sexualbereich bisher sowohl von der pharmakologischen Industrie als auch von den Medizinern nur unzureichend aufgeklärt werden.

Einschränkende Faktoren für eine erfüllte sexuelle Partnerschaft bei Parkinsonpatienten

Im *vegetativen Bereich*

Libidoverlust, erektile Dysfunktion und Trockenheit der Genitalschleimhäute behindern oder verhindern den Sexualakt. Atemfunktionsstörungen und hypotone Kreislaufdysregulation können sich negativ auf den Orgasmus auswirken. Hauterkrankungen vermindern für Parkinsonpatienten ihre Attraktivität und werden von den Partnern als störend erlebt.

Im *Bereich der Motorik*

Generell geben Parkinsonerkrankte an, durch eine gewisse motorische Unbeholfenheit eine Genusseinschränkung beim Sexualakt hinnehmen zu müssen. Vorwiegend in der „End-of-dose"-Situation kommt es zu Ruhe- und Haltetremor. Andere berichten über eine Zunahme des Tremors und dystoner Verkrampfungen bei steigender Erregung. Phasen erhöhten Rigors werden als deutlich lusteinschränkend erlebt. Das Auftreten von Hypo- und Akinese während eines Liebesaktes wird von vielen Parkinsonkranken besonders unangenehm erlebt und gefürchtet, da hierdurch das Liebesspiel z.T. abgebrochen werden muss. Dyskinesien werden subjektiv häufig als nicht so störend empfunden, werden jedoch von den Partnern oft schlecht toleriert. Hier kann durch sanftes Streicheln meist eine Beruhigung erzielt werden. Durch Koordinationsstörungen im feinmotorischen Bereich ist der Austausch zärtlicher Gesten weniger abgestimmt.

Auf dem *psychischen Sektor*
An erster Stelle ist der verminderte Selbstwert zu nennen, unter dem Parkinsonkranke leiden, da sie sich als weniger attraktiv empfinden. Oft kommt es zu Libidoverlust als Ausdruck einer reaktiven Depression auf diese Problematik. Die enormen Verlust- und Versagensängste, die daraus resultieren, sind am häufigsten Auslöser für Orgasmusstörungen. Es kann aber auch eine verstärkte sexuelle Aktivität zur Selbstbestätigung einsetzen. Durch den sozialen Rückzug kommt es oft zu einer Unsicherheit in der Geschlechterrolle. Parkinsonpatienten mit ausgeprägter „On-Off"-Symptomatik erleben eine Ich-Instabilität, die körperliche Nähe bedrohlich werden lässt, insbesondere im „Off". Das Problem räumlicher Enge kann generell bei den Betroffenen häufiger auftreten und Angst und Panikattacken nach sich ziehen. Viele männliche Patienten befürchten, durch Parkinsonmedikamente ihre Potenz zu verlieren.

Medikamentöse Nebenwirkungen
Parkinsonmedikamente unterstützen die motorische Aktivität, die Libido wird von den Präparaten oft positiv beeinflusst. Es kann jedoch durch Parkinsonmedikamente auch zu Störungen im sexuellen Erleben kommen: Orgasmusstörungen, erektile Dysfunktion, Libidominderung einerseits, übersteigerte sexuelle Appetenz, sexuelle Phantasien bis hin zu zwanghaftem Denken an Sex werden beschrieben. Unter der daraus resultierenden, für Partner oft überraschenden Zunahme sexueller Aktivität leiden diese oft mehr als der Betroffene selbst. Der Einsatz potenzsteigernder Medikamente kann durch medikamentös ausgelöste Hypotonien eingeschränkt sein. Da Parkinsonmedikamente insgesamt eine Trockenheit der Schleimhäute hervorrufen können, wird hierüber auch im Genitalbereich geklagt.

Fallbeispiele

Die Fülle individueller Problemstellungen, die für die Betroffenen teils bedrohlichen, teils grotesken und teils tragischen Charakter haben, lässt sich für Therapeuten, die an der Erarbeitung von Problemlösungsstrategien mitarbeiten wollen, am ehesten durch Fallbeispiele illustrieren.

Die Komplexität der Thematik bedingt, dass auch hier wie in anderen Bereichen der Parkinsontherapie nur individuelle Lösungsmöglichkeiten bezogen auf den Einzelfall gefunden werden können.

In einer von uns durchgeführten Patientenbefragung wurden wir von den Parkinsonerkrankten ermutigt und angehalten, durch Schilderung von Fallbeispielen Ärzten und Psychologen anhand von Einzelsituationen ihre

Schwierigkeiten deutlich zu machen. Hier werden drei Beispiele stellvertretend dargestellt:

Fallbeispiel Nr. 1

Weiblich, 43 Jahre alt, seit 7 Jahren an Morbus Parkinson erkrankt.

Die Patientin hat vor kurzem eine langjährige Beziehung abgebrochen. Sie fühlte sich in der Partnerschaft nicht mehr geborgen und verstanden. Obwohl bei ihr Libido und Orgasmusfähigkeit unbeeinträchtigt sind, kam es während des Liebesspiels in den letzten Jahren häufiger zum Nachlassen der Medikamentenwirkung bis hin zu akinetischen Phasen. Sie fühlte sich dann kraftlos, ans Bett gefesselt, Berührungen jeder Art wurden als unangenehm, wie hinter Stoff, erlebt, und weitere sexuelle Annäherung empfand sie dann als Übergriff und als Bedrohung. Ein weiteres Einlassen ihrerseits auf den Partner war ihr nicht möglich, sie wollte dann einfach in Ruhe gelassen werden. Der Partner hatte es mit seiner verstärkten liebevollen Zuwendung gut gemeint und fühlte sich abgelehnt. Schließlich meinte er, es handle sich hier um „Anstellerei", der Hinweis auf die Erkrankung sei nur vorgeschoben. Die Beziehung hat diesen Konflikt nicht verkraftet.

Fallbeispiel Nr. 2

Männlich, 56 Jahre alt, Diagnosestellung vor neun Jahren.

Der Patient berichtet, dass wenige Monate, nachdem die Krankheit ausgebrochen ist, seine Frau ihm mitgeteilt habe, dass sie von nun an keinen sexuellen Verkehr mehr wünsche. Von sich aus bot sie ihm an, ihn weiterhin manuell zu befriedigen. Er vermutet, dass seine Frau sich vor Ansteckung fürchtet. Die Partner haben nie miteinander über dieses Problem gesprochen. Weitere Informationen über die Parkinsonerkrankung wurden nicht eingeholt.

Fallbeispiel Nr. 3

Männlich, 74 Jahre alt, seit fünf Jahren an Morbus Parkinson erkrankt.

Der Patient bittet, seine Parkinson-Medikamente zu reduzieren, auch um den Preis, dass er danach nicht mehr so gut beweglich ist. Er erlebe bei sich eine gesteigerte sexuelle Aktivität in den letzten Jahren, die er seiner Frau gegenüber nicht mehr verantworten könne. Seine Frau sei inzwischen herzkrank, er befürchte, dass sie durch den häufigen Sexualverkehr, den sie aus Pflichtbewusstsein nie verweigern würde, einen ernsthaften körperlichen Schaden nehmen könne. Auch glaube er, dass sie seelisch seinen Zustand nicht gut verkrafte.

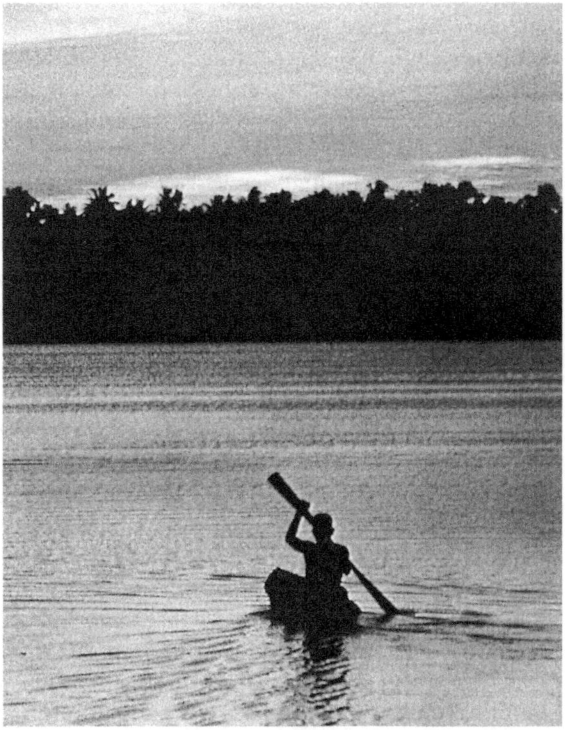

Abb. 1. Einzelkämpfer im Meer der Gefühle

Befragung von 140 stationären Parkinsonpatienten (1997–1999)

Dieser Erhebung liegt ein von Patienten selbst formulierter Fragebogen zu Emotionalität und Sexualität in der Partnerschaft zugrunde. Zusammenfassend geben die meisten Patienten an, vor ihrer Erkrankung in der Partnerschaft sexuell aktiver gewesen zu sein als heute. Weiterhin berichten sie, sich seit der Erkrankung vermehrt emotional zurückzuziehen. Schließlich erhöht sich deutlich der Wunsch nach körperlicher Zärtlichkeit unabhängig vom Sexualakt. Vor allem bei alleinstehenden, von Parkinson betroffenen Frauen scheint die Risikobereitschaft zu einer neuen Partnerschaft durch die Erkrankung eingeschränkt zu sein.

Therapieansätze zur Behandlung von sexuellen Störungen und Beziehungsstörungen bei Parkinsonpatienten

Wesentliches Element für eine erfolgreiche Therapie ist ein die Parkinsonpatienten und ihre Angehörigen überzeugendes Interesse des Therapeuten an ihrer Partnerschaftsproblematik. Sein Engagement muss über einen genügend langen Zeitraum erhalten bleiben, da schnelle Lösungen oft nicht zu erzielen sind.

In Einzel- und Paargesprächen sollte zunächst die Problematik für jeden Partner eingekreist und ein gemeinsames Ziel formuliert werden.

Ein wesentliches Element bei der Beratung ist sicher, dem Sexualakt den Charakter einer ernsten, unbedingt zu bewältigenden Leistungsaufgabe zu nehmen und ihn zu einer körperlichen Zwiesprache umzuformulieren, die auch dann positiv bewertet werden kann, wenn sie z. B. wegen auftretender Akinese vor Erzielung des Höhepunktes abgebrochen werden muss. Für männliche Parkinsonpatienten ist es wichtig zu erkennen, dass sich ein positives Männlichkeitsbild aus vielen Persönlichkeitsmerkmalen zusammensetzt und nicht alles von ihrer sexuellen Potenz abhängt. Da der Wunsch nach Zärtlichkeit auch außerhalb des Sexualverkehrs bei beiden Geschlechtern im Rahmen der Parkinsonerkrankung offensichtlich zunimmt, sollten Berührung und Streicheln als wesentliches Element einer körperlichen Begegnung unterstrichen werden.

Gelingt es dem Therapeuten dann durch Verständnis und Humor, Versagensängsten die Spitze zu nehmen und Schwierigkeiten im sexuellen Verkehr im Gesamtzusammenhang menschlicher Unzulänglichkeiten anzusiedeln, ist häufig eine atmosphärische Entlastung gegeben. Für die Betroffenen ist es wichtig, deutlich zu machen, dass ein Sexualakt niemals unbedingt zu Ende gebracht werden muss. Genussfähigkeit in allen Phasen des Liebesspieles und dadurch gemachte sinnliche Erfahrungen sind immer als Positivum für die Beziehung zu werten.

In den auf Helgoland geführten Gesprächen wurden von den Betroffenen vor allem *Entspannungstherapien* zur Dämpfung von Angst- und Spannungszuständen und hyperkinetischen Zuständen als besonders empfehlenswert eingeschätzt: Autogenes Training, Muskelentspannung nach Jacobsen, spezifische Atementspannungsübungen zur Lösung von Blockaden, vor allem im Thorax- und Abdominalbereich, wurden hervorgehoben. Reiki, eine ostasiatische Entspannungsmethode, kann von Parkinsonpatienten und ihren Partnern erlernt und wechselseitig eingesetzt werden. Diese Methode ist gerade als Partnerbehandlung zur Festigung von Beziehungen positiv zu werten.

Weiterhin wurde das Angebot aktiver *Gymnastik* (z. B. Beckenbodengymnastik) als sinnvolle Therapiemaßnahme akzeptiert.

Aktiv-/Passiv-Therapien wie Unterrichtung in Partnermassage und Akupressur sind nach Ansicht der Betroffenen ebenso wie der Einsatz von Schulungsmaßnahmen im Bereich *sensorischer Wahrnehmung* (Sinnesschulung) eher für einen interessierten, kleineren Patientenkreis geeignet. Es ist dabei vor allem an jüngere Erkrankte zu denken.

Vor allem bei von Parkinson Betroffenen, die schon vor Auftreten der Erkrankung Beziehungsprobleme hatten, sollte der Einsatz von *psychotherapeutischen Verfahren* wie Verhaltenstherapie, Gestalttherapie, konzentrativer Bewegungstherapie, Psychodrama und Gestaltungstherapie erwogen werden.

Unverzichtbar ist eine *medikamentöse Beratung*

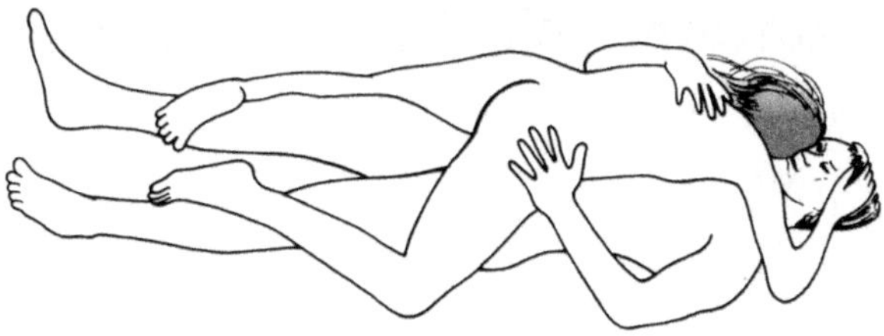

Abb. 2. Tantrische Umarmung

- zur Eingrenzung von libido- und orgasmusverändernden Präparaten im Auslass-, Austausch- oder Reduktionsverfahren (bezogen auf Parkinsonmedikamente, auch Antihypertonika sowie Antidepressiva),
- die Erwägung durchblutungsfördernder Substanzen bei erektiler Dysfunktion unter Abwägung der Risikofaktoren.
- Ergänzend kann eine *urologische Beratung* zum Einsatz von Hilfsmitteln erforderlich werden, wenn beide Partner dies wünschen.

Ganz allgemein ist es wichtig im Sinne eines ganzheitlichen Therapieansatzes, auf eine *Verbesserung des Körperbezuges* bei Parkinsonpatienten hinzuwirken: Der Einsatz prickelnder Bade- und Duschzusätze, pflegender Hautlotionen, die Ermunterung zu kosmetischer Beratung oder zu Besuchen von Männer- und Frauengruppen zur Verbesserung der Identifikation mit dem eigenen Geschlecht, werden häufig als Hilfestellung empfunden. Manchmal kann eine Urlaubsberatung von Nutzen sein.

Sexualethische Aspekte sollen zum Schluss das Spektrum der Beratungsmöglichkeiten abrunden: Die Erweiterung der erotischen Begegnung über den sexuellen Akt hinaus zu einer allumfassenden freundlichen Liebe in der tantrischen Umarmung entführt die Partner aus der Ebene des Leistungsbereiches in ein ungeahntes Glück (Abb. 2).

Literatur

1. Lüders M, Boxdorfer S, Beier KM (1999) Partnerschaft und Sexualität bei Morbus Parkinson, 4. Sexuologie 6 (1). Urban & Fischer, S 18–29

Sportfechten mit Parkinsonpatienten

D. von der Ahé

Einleitung

Es gibt wenige Sportangebote, die sich aufgrund der krankheitsspezifischen Einschränkungen für Parkinsonerkrankte eignen. Zumeist würden die Anforderungen an Ausdauer und Beweglichkeit einen sehr engen Rahmen für die sportliche Aktivität des Parkinsonerkrankten stecken. Beliebte Ballsportarten wie Fußball, Basketball, Badminton, Tennis o. ä. sind mit starker Laufarbeit und hohem körperlichen Einsatz verbunden. Die jeweilige Spieldauer übersteigt die Leistungskapazität der meisten Parkinsonerkrankten. Eine Integration in den Trainingsbetrieb bestehender Sportvereine erscheint kaum möglich.

Sportliche Betätigung für Parkinson-Erkrankte als Unterstützung der physiotherapeutischen Maßnahmen erscheinen jedoch wünschenswert.

> „Bewegung ist für den Menschen notwendig. Durch zu wenig Bewegung kommt es zu zunehmender Muskelrückbildung, Versteifungen und Kontrakturen in den Gelenken. Bewegung ist notwendig, um Herz-, Kreislauf- und Nierenfunktion aufrechtzuerhalten." ... „Parkinson-Patienten neigen dazu, sich aus krankheitsspezifischen Gründen zunehmend zurückzuziehen, das heißt, Aktivitäten zu meiden. Dem kann und muß durch physikalische Maßnahmen entgegengewirkt werden." [8]

Allgemein werden als physikalische Maßnahmen die Physiotherapie, Gruppen- und Einzelgymnastik, Wandern, Radfahren und ähnliche Freizeitsportarten vorgeschlagen, soweit es das Krankheitsbild erlaubt. Es wird angenommen, dass sich der Fechtsport, unter leicht veränderten Voraussetzungen, ebenso oder sogar besonders für die Unterstützung der physikalischen Maßnahmen eignet.

Nachfolgend wird die Durchführung eines Fechtkurses bei Parkinsonpatienten beschrieben.

Fechten zur Verbesserung der körperlichen Befindlichkeit

Der Fechtsport ist, vom Hochleistungssport abgesehen, bis ins hohe Alter durchführbar. Die Verletzungsgefahr ist nach fachgerechtem Aufwärmtraining und bei guter Beinarbeit äußerst gering, da die Gegner keinen direkten Körperkontakt zueinander haben. Beim Fechten werden die verschiedensten Muskelgruppen beansprucht und damit trainiert. Die Muskulatur wird gestärkt, Ausdauer und Kraft des Sportlers werden erhöht. Durch die Bewegung der Gelenke werden die Knorpelanteile mit Nährstoffen versorgt, die Sehnen geschmeidig gehalten und damit die Beweglichkeit verbessert. Herz-Kreislauf- und Lungenkapazität nehmen durch regelmäßiges Training zu. Der Gleichgewichtssinn, die Koordination von Bewegungen und somit das Körpergefühl werden positiv beeinflusst [5].

Fechten zur Verbesserung der psychosozialen Befindlichkeit

Ein wichtiger Aspekt der psychosozialen Betreuung des Parkinsonbetroffenen ist das bewusste Training der vorhandenen kognitiven Kompetenzen des Patienten, womit ein frühzeitiger Leistungsabbau vermieden werden soll. Der Einfluss von Stressfaktoren auf die Leistungsfähigkeit des Parkinsonerkrankten wird dabei besonders beleuchtet. Stresssituationen zu erkennen und durch veränderte Ansprüche an das eigene Handeln zu vermeiden oder durch Anwendung von Entspannungstechniken zu mildern, steht dabei im Vordergrund [1].

Mit der Durchführung des nachfolgend beschriebenen Fechtkurses sollen möglichst positive Einflussfaktoren auf die kognitive und soziale Entwicklung der Patienten erreicht werden. Kognitive Fähigkeiten, wie die Verbesserung der Merkfähigkeit und die Umsetzung theoretischen Wissens in die Praxis, werden geschult. Zugleich werden die Reaktionsfähigkeit und die Auffassungsgabe des Parkinsonpatienten durch die fechterischen Anforderungen gestärkt. Konzentration und Wachsamkeit sollen durch die ständige Beobachtung und das Reagieren auf den Gegner weiterentwickelt werden [2]. Das Fechten bietet als Kampfsportart außerdem die Möglichkeit des Aggressionsabbaus in geregeltem Umfeld. Mit Fortschritten im persönlichen Lernprozess steigt das Selbstwertgefühl und damit die Bereitschaft, sich neuen Aufgaben zu stellen. Die Möglichkeit, trotz vorhandener Einschränkungen den Fechtsport in einem Verein integrativ ausüben zu können, ermöglicht die aktive Beteiligung in einem neuen sozialen Gefüge.

Zielsetzung

Die Kursteilnehmer sollen in einem vierwöchigen Kurs mit zwei Trainingseinheiten à 90 Minuten pro Woche eine fechterische Grundausbildung bis zur Durchführung eines ersten Freigefechtes erhalten. Besonderer Wert wird auf eine gründliche allgemeine und fechtspezifische Aufwärmarbeit gelegt, um eine Verletzungsgefahr auszuschließen. Das Erlernen der Fechtbeinarbeit soll sich auf das Wesentliche beschränken, wodurch eine Erleichterung für die Teilnehmer geschaffen wird. Bei der Ausbildung an der Waffe wird hauptsächlich in Einzellektionen die richtige Handhabung vermittelt. In Partnerübungen sollen sich die Teilnehmer gegenseitig korrigieren und das Gefühl für die Fechtmensur[1] bekommen. Zwischendurch werden kleinere Pausen für die einzelnen Teilnehmer eingeplant, in denen Fragen beantwortet und die Technik und Taktik des Fechtens diskutiert werden können. Zum Abschluss der jeweiligen Trainingseinheit steht ein kurzes Cool-Down: zunächst lockeres Auslaufen mit kurzem Stretching, danach eine Atem- und Entspannungsübung.

Voraussetzungen für die Durchführung eines Fechtkurses

Die Kursteilnehmer

Der Fechtkurs sollte mit vier parkinsonerkrankten Fechtanfängern mittleren Alters (50 bis 65 Jahre) mit geringen körperlichen Einschränkungen durchgeführt werden. Bei dieser Gruppenstärke soll sowohl das gewünschte Gemeinschaftsgefühl in der Gruppe erreicht als auch eine individuelle Betreuung durch den Fechtmeister ermöglicht werden. Ein sowohl physisch wie auch psychisch ausreichend vorhandenes Leistungspotenzial der Teilnehmer soll einer möglichen Überforderung und damit einhergehenden Frustrationserlebnissen vorbeugen. Patienten, die nur bedingt geh- oder stehfähig sind, Patienten mit stark ausgeprägtem Tremor und Start/Stopp-Schwierigkeiten wären durch den Fechtkurs in ihrer Leistungsfähigkeit überfordert.

Die Auswahl der Teilnehmer des Fechtkurses findet in Absprache mit dem jeweiligen behandelnden Stationsarzt und/oder dem betreuenden Krankengymnasten statt. Bei medizinischen Bedenken wird zur Sicherheit des Patienten von der Teilnahme abgesehen. Schwerwiegenden Begleiterkrankungen wie z.B. Herzinsuffizienzen, Zustand nach Herzinfarkt etc. sind Kontraindikationen [4]. In einer der wöchentlichen Ärztebesprechungen werden mögliche Teilnehmer besprochen bzw. vorgeschlagen. In einem persönlichen Gespräch mit dem Patienten wird die Möglichkeit zur Teilnahme am Fechtkurs mit dem geplanten Ablauf erörtert. Der Patient entscheidet sich dann, ggf. nach nochmaliger Rücksprache mit dem behandelnden Arzt, ob er teilnehmen möchte. Es besteht ausdrücklich die Möglichkeit, jederzeit die Teilnahme am Fechtkurs zu beenden.

Räumliche Voraussetzung

Für den Fechtkurs wurde eine große Gymnastikhalle zur Verfügung gestellt. Diese bietet mit einer Größe von ca. 10 m Breite, 20 m Länge und einer Deckenhöhe von ca. 3 m gute Voraussetzungen für den Kurs. Der Linoleumboden ist ebenfalls geeignet für die Durchführung.

[1] Die Fechtmensur ist der Abstand zwischen zwei Fechtern, der sich im Laufe des Gefechtes ständig verändert.

Ausrüstung

Die besondere Ausrüstung, d.h. Fechtwaffen, Fechtjacken und -hosen sowie Fechthandschuhe wurden in ausreichendem Maß durch Sponsoren zur Verfügung gestellt. Ein Elektromelder mit Zubehör für realistische Gefechte in der letzten Stunde des Fechtkurses konnte von einem Fechtverein ausgeliehen werden.

Das Reglement

Für das hier beschriebene Projekt erschien es sinnvoll, ein möglichst einfaches und leicht verständliches Reglement aufzustellen. Damit wird gleichzeitig den teilweise vorhandenen kognitiven Einschränkungen der Parkinsonerkrankten als auch der knappen Verweildauer der Patienten in der Klinik Rechnung getragen. Das Reglement sollte sich dennoch nur in Teilbereichen von dem im Fechtsport allgemein gültigen FIE[2]-Reglement unterscheiden. Der Parkinsonerkrankte wird damit leicht in bestehende Fechtvereine zu integrieren sein. Sowohl der Fechtmeister als auch Fechtgegner müssen nur einige Regeländerungen beachten, um gemeinsam trainieren zu können.

Der Degen bietet sich als Fechtwaffe an, da der Fechter hierbei nicht erst die Konventionen des Florett- oder Säbelfechtens, vor allem die für den Anfänger verwirrenden Regeln des Treffervorrechts, erlernen muss. Die einfache Regel, wer zuerst trifft, hat getroffen, vermeidet Verunsicherung bei den Fechtern. Die Fechter sind damit auch in der Lage, schnell erste Freigefechte durchführen, selbst leiten und jurieren zu können [6].

Im Degenfechten ist normalerweise der gesamte Körper von der Maske bis zur Fußspitze gültige Trefffläche [7]. Eine Begrenzung der Trefffläche auf den Oberkörper erschien jedoch in diesem Kurs sinnvoll.

Einer Überforderung des Fechters wird dadurch entgegengewirkt, dass sich der Fechter in seiner Beinarbeit nicht auf die Möglichkeit eines tiefen Treffers einstellen muss. Die Verletzungsgefahr, verstärkt durch hohe Anforderungen an die Beinarbeit, wird durch die Begrenzung der gültigen Trefffläche minimiert (Abb. 1).

Um den physischen Einschränkungen der Parkinsonerkrankten Rechnung zu tragen, wird die Länge der Fechtbahn auf insgesamt fünf Meter verkürzt. Hiermit wird zweierlei erreicht: Die athletische Beinarbeit des „normalen“ Fechters, die hohe Ansprüche an die Kondition und Konstitution des Fechters stellt, wird minimiert, um eine Überforderung bzw. Überlastung auszuschließen. Gleichzeitig wird auf die Beinarbeit als Konditions- und koordinationsschulendes Moment nicht ganz verzichtet.

Die Fechtbahn wird unterteilt von der Mittellinie und den je ein Meter von der Mittellinie entfernten Startlinien. Insgesamt zweieinhalb Meter von der Mittellinie entfernt ist die Fechtbahn auf jeder Seite zu Ende (Abb. 2).

---

[2] Die FIE (Féderation Internationale d'Escrime) ist der Weltverband der Fechter.

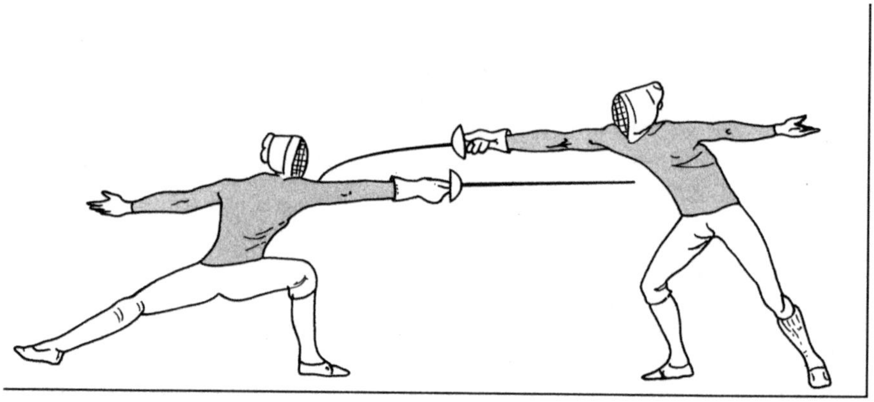

Abb. 1. Gültige Trefffläche, nach [7]

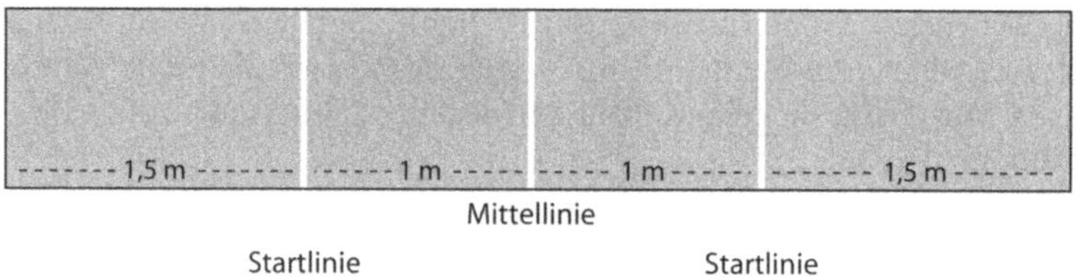

Abb. 2. Maße und Einteilung der Fechtbahn

Die Fechter dürfen die Fechtbahn während des Gefechtes nicht mit beiden Beinen verlassen.

Der Ablauf des Fechtkurses

Begrüßung

Die Begrüßung der Kursteilnehmer soll zu einer entspannten Atmosphäre für alle beitragen. In der Begrüßung wird das Gefühl eines eventuell vorhandenen Zeitdruckes vermieden. Mit der Frage nach der momentanen Befindlichkeit eines jeden Teilnehmers werden sowohl besondere Einschränkungen der Leistungsfähigkeit verbalisiert als auch darauf eingegangen, dass jeder Kursteilnehmer entsprechend seines individuellen Leistungsvermögens unterrichtet wird. Versagensängste bzw. die Furcht vor Überlastung sollen damit einer angenehmen und stressfreien Atmosphäre weichen.

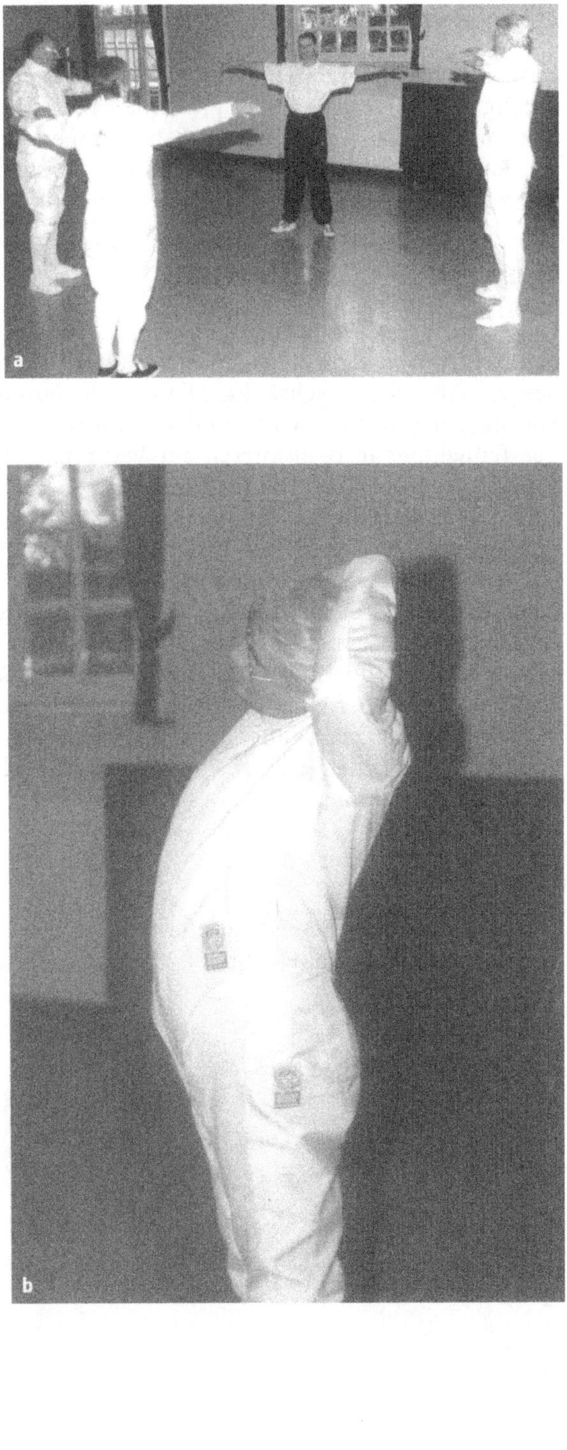

Abb. 3 a, b. Aufwärmen und Stretching

Aufwärmen

Nach lockerem kurzen Einlaufen werden jeweils einige Stretchingübungen durchgeführt. Es wird dabei größtenteils auf Übungen zurückgegriffen, die den Patienten aus der hauseigenen Gruppengymnastik bekannt sind. Das Aufwärmtraining findet jedes Mal in der gleichen Art statt, um nicht zu viel neu zu erlernende Bewegungsmuster im Training anzuhäufen (Abb. 3 a, b).

Beinarbeit

Die Vermittlung der fechtspezifischen Beinarbeit wird auf die Fechtstellung, den Schritt vor, den Schritt zurück, den Ausfall sowie deren Kombinationen miteinander beschränkt. Diese Reduzierung, d.h. das Weglassen der Sprünge, der Kreuzschritte und des Sturzangriffes soll einer Überlastung der Teilnehmer in dem kurzen zur Verfügung stehenden Zeitabschnitt vorbeugen. Als organisatorisches Trainingsmittel wird dabei die Aufstellung in einer Linie gewählt, wodurch eine gute Wahrnehmung des frontal stehenden Fechtmeisters und das Erkennen der Gefechtslinie anhand von Linien auf dem Hallenboden ermöglicht werden soll (Abb. 4). Methodisch wird das deduktive Verfahren angewandt, wobei durch Vormachen und Beschreiben der Beinarbeit eine Bewegungsaufgabe gestellt wird, die dann von den Kursteilnehmern ausgeführt werden soll und bis zur richtigen Ausführung immer wieder korrigiert wird. Neu erlernte Inhalte werden mit den bereits geschulten Bewegungsabläufen in verschiedenen Formen kombiniert, um die praktische Anwendbarkeit der fechterischen Beinarbeit im Gefecht einzuüben.

Lektionen

Die Ausbildung an der Fechtwaffe findet für die Teilnehmer anfänglich nur in Einzellektionen statt (Abb. 5 a–d). Zu einem späteren Zeitpunkt werden

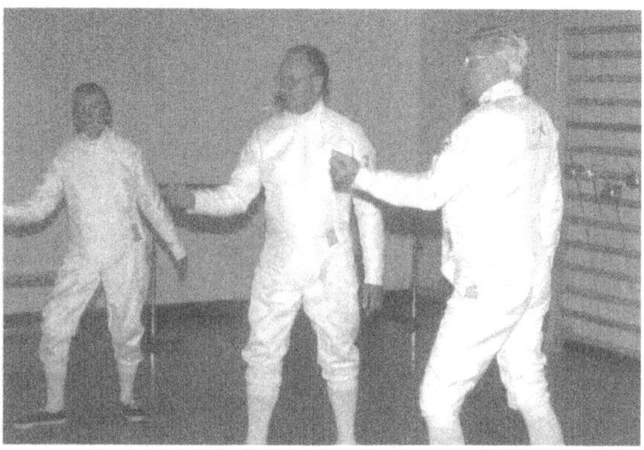

Abb. 4. Übung der fechtspezifische Beinarbeit

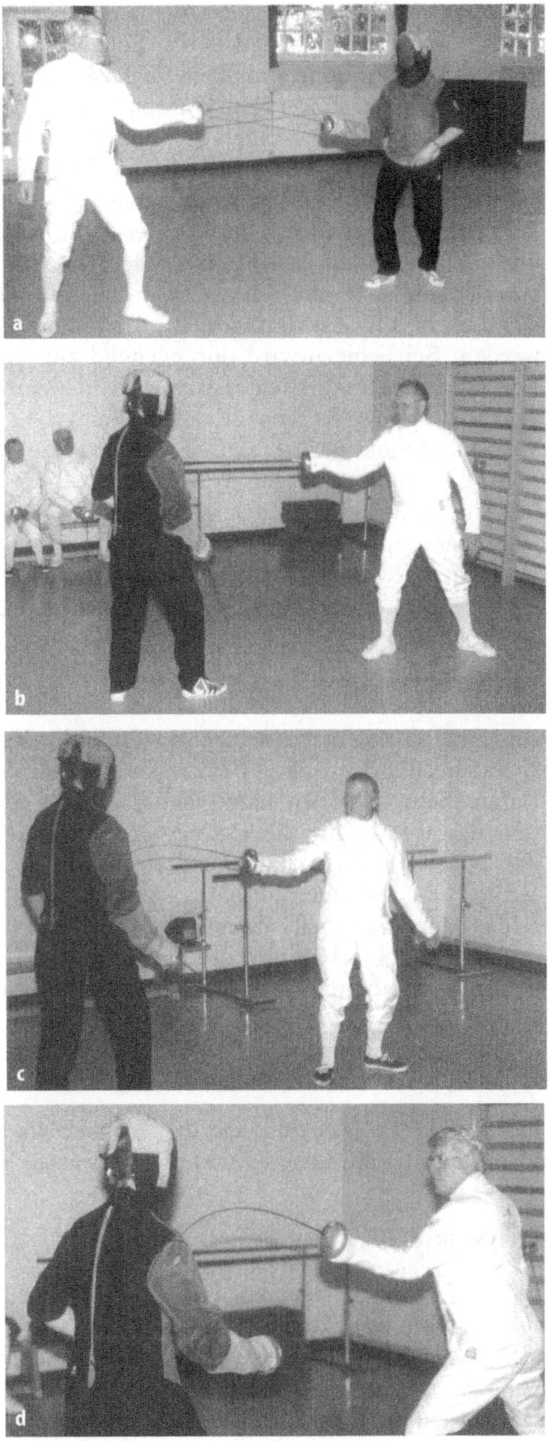

Abb. 5 a–d. Einzellektion

auch Partnerübungen mit der Waffe durchgeführt. Für jeden Fechter stehen gemäß der Planung 10 Minuten Einzellektion pro Unterrichtseinheit zur Verfügung, die jedoch in kleinere Lektionseinheiten von ca. zwei bis drei Minuten unterteilt werden. Während ein Anfänger lektioniert wird, sehen die anderen zu und können die geforderten Aktionen bereits mental üben. Durch häufigen Wechsel werden sowohl eine Überanstrengung des gerade lektionierten Fechters als auch Langeweile oder Auskühlen der wartenden Teilnehmer vermieden. Um Blockierungen oder Symptomverstärkungen bei den Patienten durch die besondere Stressanfälligkeit weitgehend auszuschließen, soll ohne Leistungsdruck, mit viel Geduld und unter Rücksichtnahme auf das individuell vorhandene Leistungspotenzial lektioniert werden. Bei Fehlern wird durchgehend auf eine positive und motivierende Korrektur geachtet. Gleichzeitig wird in der Einzellektion auf die korrekte Ausführung der bereits erlernten Beinarbeit Wert gelegt. Die einzelnen Waffenaktionen werden immer zunächst für den Fechter im Stand lektioniert und dann mit den verschiedenen Variationen der Beinarbeit kombiniert. In jeder Trainingseinheit wird vor der neuen Lektion eine kurze Wiederholung der letzten Aktionen durchgeführt. Der methodische Aufbau der Einzellektionen entspricht weitgehend dem Modell von Fechtmeister ADFD Mike Bunke [3].

Partnerübungen

Am Ende der Beinarbeit bzw. am Ende der Einzellektionen werden teilweise Partnerübungen ohne bzw. mit der Waffe durchgeführt (Abb. 6a–c). Die Kursteilnehmer sollen damit hauptsächlich das Reagieren auf den Gegner und das Gefühl für die richtige Fechtmensur entwickeln. Außerdem wird dabei auf die Auswirkungen des Abstandes im Gefecht auf verschiedene fechterische Aktionen besonders geachtet. Als Partnerübungen werden:

- das Mensurspiel ohne und mit Waffe (ein vorher bestimmter Teilnehmer gibt die Beinarbeit vor, der andere muss die mittlere Mensur halten bzw. am Bahnende die Initiative übernehmen) und
- das Schwarz/Weiß-Fangen (das o.g. Mensurspiel, bei Kommando muss entweder der vorher als ‚Schwarz' oder ‚Weiß' bestimmte Fechter den anderen mit Ausfall erreichen)

eingesetzt. Die Mensurspiele dienen auch als Vorbereitung auf das Freigefecht, da dort ähnliche Aktionen zu erwarten sind.

Freigefecht

In der letzten Stunde des Fechtkurses sollen die Teilnehmer erste Freigefechte ausführen können. Ein Elektromelder mit Zubehör wird dabei als zusätzliche Motivation eingesetzt. In Form eines kleinen Turniers tritt jeder Teilnehmer gegen jeden auf drei Treffer an. Das bisher erlernte fechterische Wissen kann damit in den Freigefechten zur Anwendung kommen, und die

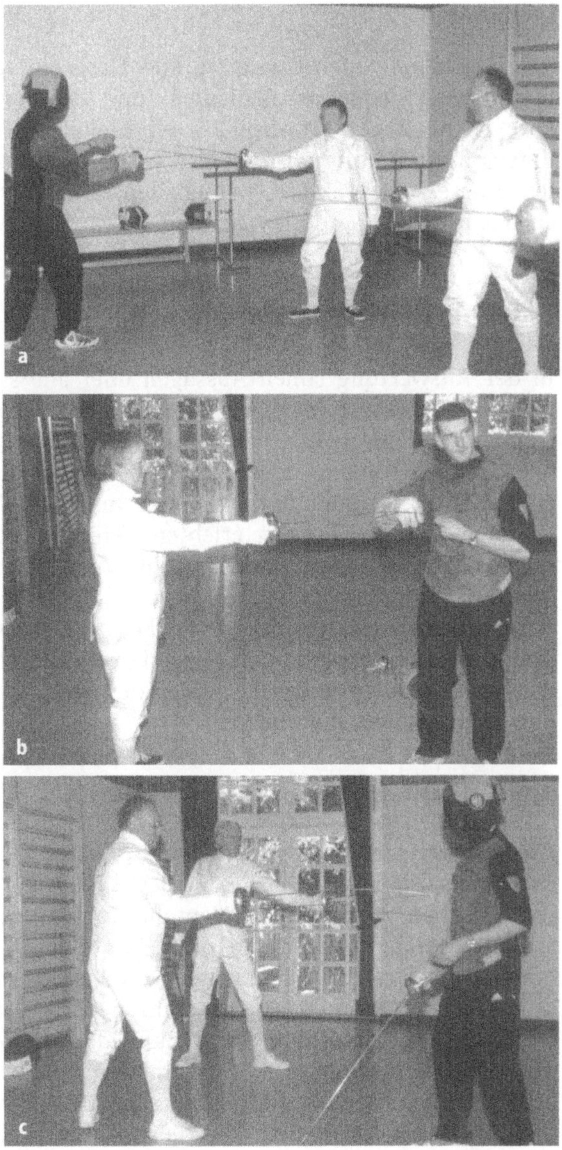

Abb. 6 a–c. Übung mit dem Degen

Motivation, ggf. in einem Verein am Heimatort weiterzumachen, wird erhöht. In den Freigefechten wird nur juriert, nach jedem Gefecht können die Teilnehmer von ihren Eindrücken sprechen und Hinweise zu Technik und Taktik bekommen. Vor allem ein Austausch unter den Kursteilnehmern mit Diskussion soll dabei entstehen.

Cool-Down

Am Abschluss jeder Übungsstunde steht ein kurzes Cool-Down. Mit gemeinsamem lockeren Auslaufen und sanften Dehnübungen wird die körperliche Regenerationsphase eingeleitet. Die abschließende Atem- und Entspannungsübung wird ebenso wie das Aufwärmen während des gesamten Kurses unverändert beibehalten und markiert das Ende der psychischen Belastung des Lernenden.

■ Die Auswertung/erste Erfahrungen

In der Auswertung sollen Aussagen über alle signifikanten Veränderungen bei den Kursteilnehmern getroffen werden. Die Auswirkungen des Fechttrainings auf die motorischen Einschränkungen der Patienten können nur begrenzt beurteilt werden, da die Auswirkungen der zeitgleich durchgeführten medikamentösen Therapie mit einfließen. Die beobachteten bzw. von den Kursteilnehmern erlebten Veränderungen im psychosozialen Bereich werden sich deutlicher ursächlich auf das Fechttraining zurückführen lassen.

In die Auswertung fließen Daten aus Patientenfragebögen, die vor Beginn und nach dem Ende des Fechtkurses ausgefüllt werden, sowie die subjektive Einschätzung des behandelnden Arztes, des Teilnehmers selbst und des Fechtmeisters mit ein.

Der fechterische Erfolg

Die fechterischen Fortschritte waren bei allen Teilnehmern besser als vorher in der Planung erwartet. In der Auffassungsgabe und Ausführung der fechterischen Aktionen standen die Parkinsonpatienten den sonst unterrichteten Studenten in nichts nach. Vor allem in den Freigefechten der letzten Unterrichtsstunde überzeugten die Teilnehmer durch einfache, aber gut durchdachte Aktionen. Das Ausführen der einzelnen fechtspezifischen Bewegungen machte gemäß den Rückmeldungen keinem der Patienten besondere Schwierigkeiten. Die Koordination bzw. die Verknüpfung von Beinarbeit und Waffentechnik erwies sich als schwieriger. Kam es zu „Koordinationsstau“ wurde eine kurze Pause mit zweimal tief durchatmen, mentalem Training mit Vorstellen des kompletten Bewegungsablaufes und erneutem Versuch mit rhythmischen Kommandos durchgeführt. Vor allem die Rhythmisierung, teilweise von allen gerade nicht Übenden gemeinsam durch Klatschen, Stampfen oder Rufen unterstützt, zeigte deutlich eine Erleichterung. Die ausdrücklich zu Kursbeginn eingeräumte Möglichkeit, jederzeit bei Bedarf eine kurze Pause einlegen zu können, wurde dabei von den Teilnehmern als sehr angenehm empfunden.

Die subjektive Einschätzung der Teilnehmer

Die Resonanz der Teilnehmer war durchweg positiv zu bewerten. Zwei Patienten äußerten vor der ersten Unterrichtsstunde Bedenken, eine für den Fechtkurs ausreichende Leistung erbringen zu können. Durch die stressfreie Umgebung und das betont nicht leistungsorientierte Training wichen diese Bedenken schnell den ersten Erfolgserlebnissen. Der Spaß am Erlernen einer neuen Freizeitbeschäftigung stand gegenüber dem Fechten als sportliche Leistung bei allen Kursteilnehmern im Vordergrund. Das positive Gefühl, in der Gruppe miteinander zu lernen, äußerte sich in der großen Hilfsbereitschaft untereinander. Konkurrenzverhalten war weitgehend ausgeschlossen. Die gegenseitigen Anfeuerungen, Korrekturen und Hilfestellungen wurden dabei als positive Erfahrung bewertet. Auch die individuelle, intensive Betreuung jedes einzelnen Teilnehmers durch den Fechtmeister wurde positiv bewertet.

Die Auswertung der verwendeten Fragebögen ergab keine relevanten Aufschlüsse über die Auswirkungen des Fechtkurses bei den einzelnen Teilnehmern bezüglich einer Änderung in der seelischen Befindlichkeit oder erlebten Depressivität. Bei der subjektiven Einschätzung der Teilnehmer wurden der Spaß am Fechtkurs selbst und das gestärkte Selbstwertgefühl von allen als bedeutendster Gewinn genannt. Durch die positive Erfahrung, an dem vermeintlich schwierigen Fechtkurs erfolgreich teilgenommen zu haben, sei auch wieder Mut und Bereitschaft zur Lösung anderer Herausforderungen erwachsen. Ein besseres Körpergefühl, bessere Koordinationsfähigkeit und eine positive Auswirkung auf die Gleichgewichtsregulation gaben ebenfalls alle Teilnehmer an. Vor allem das Üben der Beinarbeit mit geschlossenen Augen sowie die Bewältigung komplexerer Aufgaben mit hoher Anforderung an die Arm-Bein-Koordination (mit teilweise entgegengesetzter Bewegungsrichtung des Waffenarmes und der Beinarbeit, bzw. die zeitlich zu koordinierenden Waffenaktionen und Schritte) wurden dabei herausgestellt.

Von einer leichten Besserung des Rigor berichtete ein Teilnehmer. Vor allem im direkten Anschluss an die Unterrichtseinheiten fühlte er sich beweglicher als sonst. Ähnlich wie bei der sonst von ihm durchgeführten Gruppengymnastik hielt diese Besserung jedoch nicht lange an. Bei einem weiteren Teilnehmer verbesserte sich nach eigener Einschätzung die Symptomatik Rigor bereits spürbar durch das Aufwärmen; diese Besserung hielt während der Übungsstunde an. Einen Einfluss des Fechtens auf den Rigor nach dem Training verneinte er jedoch.

Die subjektiven Einschätzungen der Teilnehmer wurden durch die Beobachtungen der behandelnden Ärzte und des Fechtmeisters bestätigt.

Abschließend kann die Aussage getroffen werden, dass der Fechtsport als therapeutisches Element sinnvoll als Zusatzangebot in die Behandlung von Parkinsonpatienten integriert werden kann.

Literatur

1. Annecke R (1993) Psychosoziale Betreuung von Parkinson-Kranken. Psycho, Psychosomatik für Klinik und Praxis 12:742
2. Barth B (1975) Fechten. Sportverlag, Berlin, S 21–45
3. Bunke M (1996) Methodik und Didaktik des Florettunterrichts. Unveröffentlichtes Manuskript, S 1–8
4. Köster A (1998) Morbus Parkinson – ein Leben mit Bewegung. Meyer und Meyer, Aachen, S 36
5. Nostini R (1994) Die Kunst des Florettfechtens, 4. Aufl. Weinmann, Berlin, S 21–29
6. Schirmer A (1993) Fechten verständlich gemacht. Copress, München, S 35–39
7. Theuerkauff J (1998) Fechten. Cornelsen, Düsseldorf, S 12
8. Ulm G (Hrsg) (1997) Parkinson – was ist das? Roche, Basel, S 33

GPSR Compliance

The European Union's (EU) General Product Safety Regulation (GPSR) is a set of rules that requires consumer products to be safe and our obligations to ensure this.

If you have any concerns about our products, you can contact us on ProductSafety@springernature.com

In case Publisher is established outside the EU, the EU authorized representative is:

Springer Nature Customer Service Center GmbH
Europaplatz 3
69115 Heidelberg, Germany

Batch number: 10577876

Printed by Printforce, the Netherlands